每天的生活，都是靈魂的精心創造

You create your own reality.

每天的生活，都是靈魂的精心創造

You create your own reality.

You create your own reality.

每 天 的 生 活 ， 都 是 靈 魂 的 精 心 創 造

許醫師作品 22

誰說慢性病不會好？

——10大慢性病的身心靈療法

口述——許添盛
執筆——毛子林
總編輯——李佳穎
執行編輯——陳美玲
美術設計——唐壽南
發行人——許添盛
出版發行——賽斯文化事業有限公司
地址——新北市新店區中央七街 26 號 4 樓
電話——22196629 · 22190829
傳真——22193778
郵撥——50044421
版權部——陳秋萍
數位出版部——李志峯
行銷業務部——李家瑩
網路行銷部——管心
法律顧問——北辰著作權事務所
印刷——鴻柏印刷事業股份有限公司
總經銷——吳氏圖書股份有限公司
地址——新北市中和區中正路 788-1 號 5 樓
電話——32340036　傳真——32340037
2013 年 7 月 1 日　初版一刷
售價新台幣 350 元（缺頁或破損的書，請寄回更換）

ISBN 978-986-6436-45-1

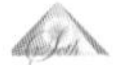
賽斯文化網站 http://www.sethtaiwan.com

Spiritual Prescriptions of Healing 10 Chronic Diseases

許添盛醫師◎口述
毛子林◎執筆

誰說慢性病不會好？

10大慢性病的身心靈療法

關於賽斯文化

發行人 許添盛醫師

我是個腳踏實地的理想主義者。賽斯文化，是為了推廣身心靈健康理念而成立具公益性質的文化事業，希望透過理性與感性層面，召喚出人類心靈的「愛、智慧、內在感官及創造力」，讓每位接觸我們的讀者，具體感受「每天的生活，都是靈魂的精心創造——You create your own reality.」我們計畫出版符合新時代賽斯精神之書籍、有聲書、影音商品及生活用品，並將經營利潤致力於賽斯思想及身心靈健康觀念的推廣，期待與大家攜手共創身心靈健康新文明。

誰說慢性病不會好？10大慢性病的身心靈療法

Spiritual Prescriptions of Healing 10 Chronic Diseases

目錄

〈自序〉慢性病療癒不是夢

許添盛

這本書是多年前我講述《誰說慢性病不會好？》有聲書的文字版本。首先感謝執筆人毛子林小姐，她在母親罹患大腸癌的過程中，不但一面投入照顧母親的工作，同時也用心的整理本書所有概念，在此向她致上深深的謝意。

此外，我要感謝當年的自己，因爲對賽斯心法的熱愛，及一位家庭醫學科專科醫師對所有慢性病的臨床經驗與研究心得，所研究出的一系列身心靈「精心創作」；再者，我要感謝今天的自己，今天的我和當年的我也有了許多的不同，其一是我對許多慢性病形成過程及如何療癒，有了更多心靈動力學的探討，也更知道如何幫助慢性病患者走上療癒的道路，其二是這一、二十年的臨床經驗中，的確有愈來愈多臨床成功的個案，令現在的我對於如何以賽斯心法及身心靈健康觀念幫助慢性病患者痊癒，更有信心。

身為台灣身心靈全人健康醫學學會理事長及創始人，有一次我在針對所有專業會員的發言中，提到一個對未來全世界醫療的願景：

如果現在所有慢性病患者，除了接受他們目前接受的中、西醫治療之外，能每個月一到二次接受身心靈療法的心靈動力學式治療，我相信，最好的情況下，有些慢性病根本可以根治，其次也可大幅減少藥物的使用，更可令得病情顯著改善。除了減少病人及健保的開支，更重要的是，人真的變健康了。

因此，我懇請大家一同來協助我，除了好好研讀這本書，幫助自己及他人，也請你將這本書送給身邊罹患慢性病的親友，包含糖尿病、心臟病、高血壓、肺病、肝病、腎臟病等等……讓我們一同爲人類未來更美好的身心靈健康而努力、將身心靈觀念推廣給全世界的每個人，利己利人，利益眾生。再次的感謝並祝福每位讀者。

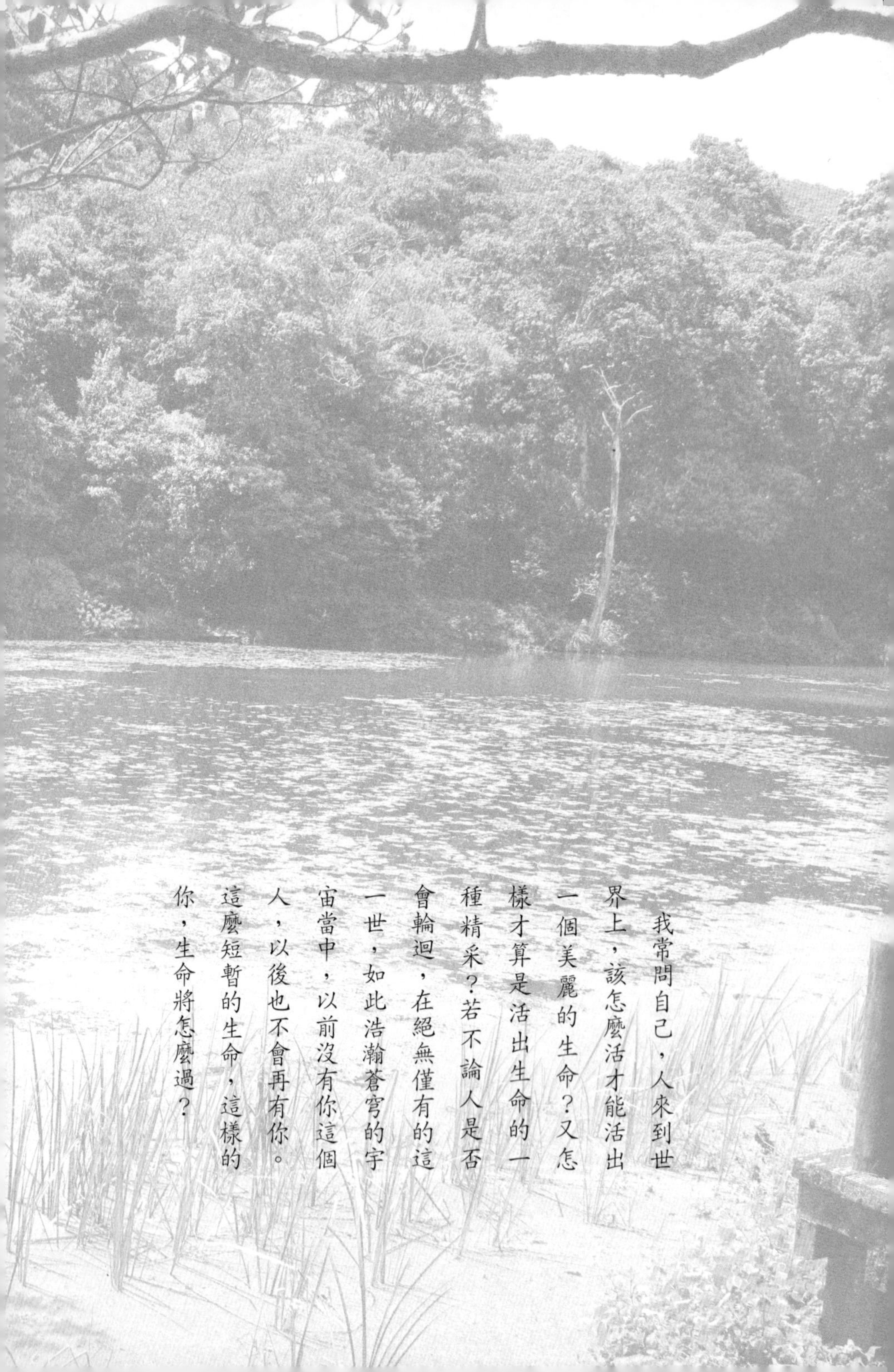

我常問自己，人來到世界上，該怎麼活才能活出一個美麗的生命？又怎樣才算是活出生命的一種精采？若不論人是否會輪迴，在絕無僅有的這一世，如此浩瀚蒼穹的宇宙當中，以前沒有你這個人，以後也不會再有你。這麼短暫的生命，這樣的你，生命將怎麼過？

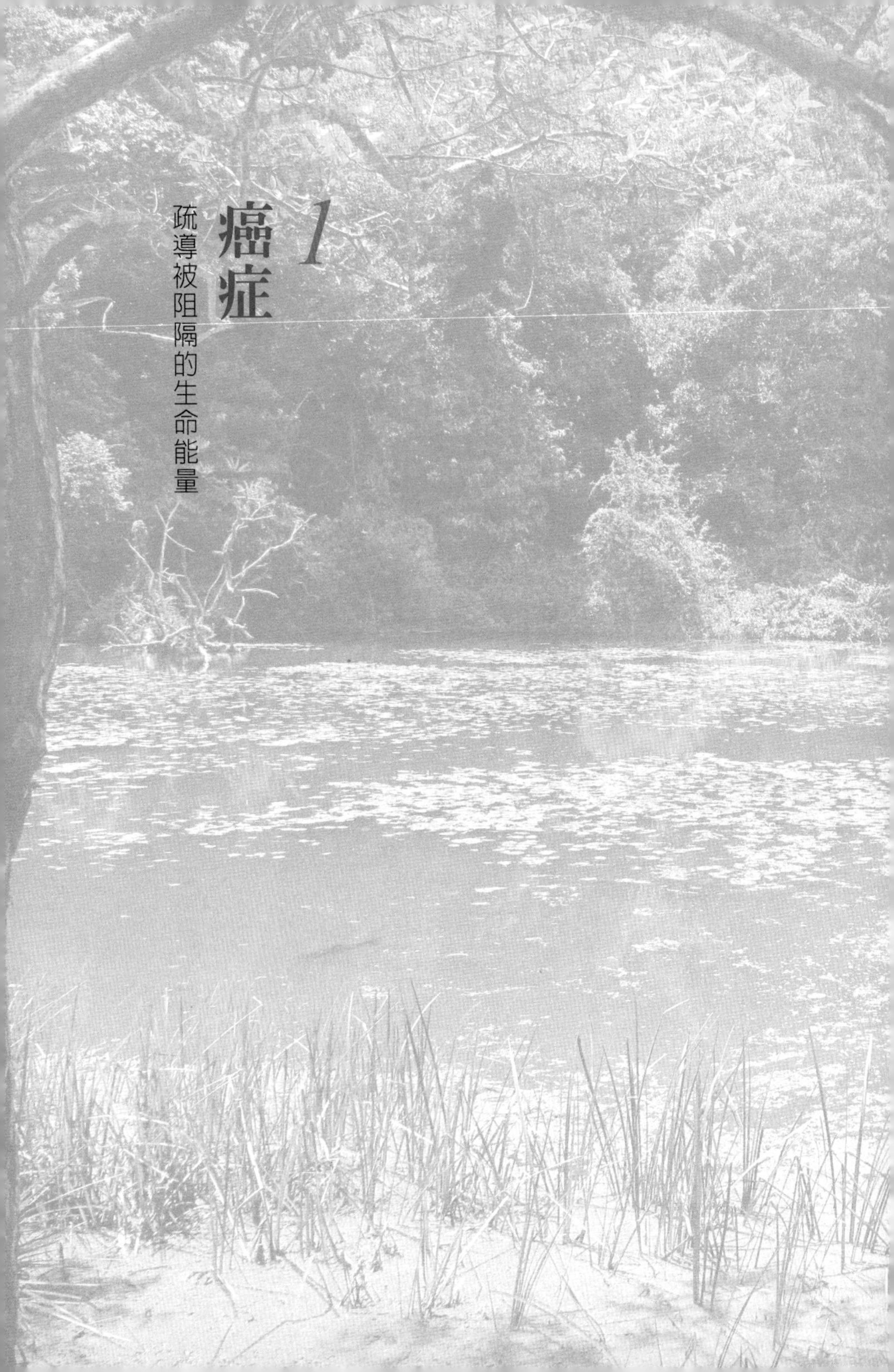

1 癌症

疏導被阻隔的生命能量

我常問自己，人來到世界上，該怎麼活才能活出一個美麗的生命？又怎樣才算是活出生命的一種精采？

若不論人是否會輪迴，在絕無僅有的這一世，如此浩瀚蒼穹的宇宙當中，以前沒有你這個人，以後也不會再有你。這麼短暫的生命，這樣的你，生命將怎麼過？

有一年，我到廣東翠亨村參觀國父孫中山先生的故居。看著看著，看到最後一張照片，五十九歲的他躺在床上的遺照，我的眼淚開始流了下來！

這是多麼美的生命啊！那是一種感動，是一種幸福。這個生命在人生道路上如此的認眞、執著，努力爲他心中的理想、熱情而奔走。雖然這個美麗的生命只活了五十九年，可是留給世人的，是他展現出來的生命熱情，這足以讓很多人的生命得到一種鼓舞和啓發。還有什麼樣的生命更值得去過呢？

如果以這個角度來想，我會覺得生命的每一分、每一秒都比鑽石還要珍貴。在永恆的宇宙當中，生命的分分秒秒都是瞬間即逝，在眨眼之間它就過去了，時間是不等人的。因爲有限，才更能顯出它們的永恆，就如同我們在俗世當中肉身的生命。

有限，是生命給你的一個禮物！

這是一個很奇特的概念。但如果一樣東西是無限的，似乎就顯不出它的珍貴。舉個例子來講，大家都知道高雄地區的水是用賣的，由於水質的關係，自來水即使煮沸之後還是沒辦法喝；因此，高雄地區的水很珍貴，就因爲它是有限的。

這是否也代表著，**任何東西只要顯現出它的有限，那種珍惜的心、散發出的美好，原有的生命力才會被激發出來**。所以，在有限當中其實蘊含著生命的無限和潛能，這也是我在輔導癌症病人時，一個很重要的理論基礎。

今天任何人都可能都被診斷出某種疾病，假設診斷報告中出現像癌症這樣的病症，它似乎提醒了這個當事人，可能無法如自己所期許般的活到九十歲或一百歲才死亡。被診斷出癌症的同時，有可能在三個月、三年、五年內就會面臨死亡的問題。到底這是一個禮物，還是一種懲罰？

在賽斯口述的最後一本賽斯書《健康之道》中提到，大部分得到癌症的人都屬於刻苦耐勞型的，常常困在生命的苦難當中，在生活中硬撐著，總告訴自己，拖過一天算一天，不知道該如何從中解脫。可是隨著癌症的出現，他開始體驗到，如果再不爲自己的生命奮鬥，如果再不激起生命的能量，那麼他的生命可能就此煙消雲散。

生命是非常弔詭的！我常告訴很多得到癌症的朋友們，**癌症是來敲醒你的靈魂**、**癌症是來打開你的雙眼**、**癌症是來啓發你的心靈**。也許過去的你活得渾渾噩噩，每個日子都是如此平凡，以至於發發脾氣，和人吵吵架、罵罵孩子，自己氣個半天，一天就過去了。可是隨著疾病的出現、生命可能的結束，你對整個生命的感覺不同了。因爲生命是有限的！它似乎在某個歲月之前會結束。就在你感覺到它可能會結束的當下，整個生命才會再度活起來。

因此，我治療癌症的方法和其他醫生不一樣。我會引導得到癌症的人去明白，癌症是一個幻相。之所以稱它爲一個幻相，是表示隨著這個癌症的出現，體驗到自己的生命原來是有限的。它並不是來讓人恐懼、害怕，吃遍所有的偏方和草藥只爲了活下去。這是生命要給予的祝福，讓人開始問自己：「從過去到現在，我是怎麼活的？」

我常覺得生命本身就是奧秘的哲學，它是一本令人驚奇的書。當你翻開你的人生時，每一頁就是每一天的生命。你的生命在這一生中，又翻過了幾頁？帶著怎樣的心情去閱讀它？

相信很多人都有這樣的經驗，當你很投入的看一本書時，過程中充滿歡樂與淚水。當手上的書只剩下薄薄幾頁就要結束，你有什麼感覺？當故事結束時，又是怎樣的心情？可能是感動、可能是不捨，或是滿滿的珍惜與感謝。因為那時候，整個生命變得不一樣了！

我記得有本書叫做《一千個春天》，作者陳香梅女士記錄了和先生相識、相戀的婚姻生活。後來先生因為癌症往生。雖然只有短短的十年，那陪伴先生的一千多個日子，對她而言猶如一千個春天般，充滿了友情、愛情、親情的真諦。這是因為生命的每一段過程都有屬於它的生命力。

癌症的出現，是來激發一個人的生命力。它讓人正視到，如果我的生命所剩無幾，那麼我將怎麼活出真正的我來？有生就有死，人生有終點，所以學會了我們什麼叫做生命。如同有失去，才會懂得珍惜；有離別，才了解什麼叫做愛。

治療要從心開始

身心靈思想用來治療癌症的概念其實很簡單。我常一再的強調，**不管任何疾病，光是治療「身體」是沒有用的**。如果可能的話，終其一生我們吃的藥愈少愈好。藥吃得愈少，身體愈健康。隨著歲月的增加，年紀愈大，更能明顯感受到這部分。因爲我們吃的藥愈少，代表身體充滿健康和活力，也代表身體的自我療癒能力是逐漸上升的。當身體受到愈少的藥物作用，免疫系統更清晰，體內所有的系統才能明確作出反應。

不管是癌症或是任何疾病的治療，我相信都要從心開始。我們都知道心是身體的主人，我們的心、思想、情緒、每天的心境都主導著身體的運作。如果我們學會如何住在一顆自在喜悅的心裡，甚至在生命當中，覺得自己活著很有意義，那麼身體只會愈來愈健康。

我有位個案，他來見我時尚未做任何醫學診斷。他的肚子整個脹起來，就像懷孕八個月大的狀態，從醫學角度來看，肚子裡可能有腹水。他是個退役軍人，退休後就閒在家裡。太太看不慣他的生活方式，覺得他不夠積極，沒有企圖心和人生方向，只想靠著退休金渡日，夫妻間的感情也因此出了問題。

許多軍人在退休後都有類似的問題，但是很多太太們也告訴我，她們並非要退休後的先生賺多少家用，而是看到他頹廢、不積極的樣子就受不了。先生在家不是看電視就是睡覺，出門也是跟朋友喝酒、打牌，甚至影響到家裡的氣氛，讓孩子見到壞榜樣。每天看著這樣的男人就討厭，她們感受不到先生的生命力和男子氣概。有些太太甚至選擇到異地去工作，追尋自己的理想。她們不要這樣的男人，而要一個有雄心、有目標，願意在自己生命當中奮鬥的一個男人。

對先生來說，他覺得自己沒有得到太太的愛和尊敬，每天都在想：爲什麼我的太太不回到我的身邊？爲什麼她不能夠尊重我？爲什麼她要走向自己人生的道路？

加上孩子們也都大了不在身邊，種種的無力感讓男人覺得自己無路可走。他內心恨太太爲什麼不能夠愛自己，一方面又恨自己如此的無能，竟然連個女人都征服不了。可是他又是如此深愛著太太，甚至害怕起恨太太的那個自己，但大男人的尊嚴和面子卻不容許自己表現出對情感的渴望。

於是這個男人對自己使出殺手鐧，他整個人開始消瘦，肚子開始脹起來。醫學上有幾個可能：一個是嚴重的肝硬化，更有可能的是胰臟癌或肝癌，甚至是大腸癌。可以想見的是，腹腔裡面可能已經有了癌細胞。

我握著他的手，對他說：「其實我知道你過得很苦。」他馬上開始痛哭流淚，說起這段日子以來他幾乎過著妻離子散的生活，可是又沒有辦法拉下臉去面對太太，覺得自己沒有價值足以讓太太回到身邊。他怪自己沒用、沒有成就，無法成爲一個眞正的男人以得到太太的愛和陪伴。

如果我們用更深的身心靈理論來看，他正困在生命裡，無路可走。他生命阻塞的能量出不來，導致整個能量以癌細胞的形式呈現。他的內心很苦，不知道要怎麼活下去。這個男人，非常愛他太太，可是，他的愛也沒有出口。

所有疾病的形成，都是生命能量的阻塞

藉由這個例子來看，我們可以知道所有疾病的形成，都是生命能量的阻塞，例如高血壓、糖尿病、關節炎，及免疫風濕類疾病等等。而其中讓人聞之色變就是癌症！在此我也向各位保證，癌症絕對沒有你以爲的這麼嚴重。

在治療癌症時我常強調，我們要眞正了解這個病的本質，了解癌症不只是身體細胞的病變，而是因爲你的心太苦，是你面臨了生命的困境。當你離不開這個苦的時候，生命能量自然無處可走，只能反映在身體上。

我常跟癌症病人講一句話：**如果你可以開始打開被困住、阻塞的心靈能量，讓心靈開始成長，你的癌症會好起來！**

這個理論基礎很簡單，什麼叫做癌細胞？癌細胞就是生長不受控制的細胞，它絕對沒有那麼可怕，大家之所以聞癌色變，是因爲都不了解癌細胞在想什麼。

那麼，從身心靈的觀點，癌細胞在想什麼，它要什麼呢？癌細胞的形成是因爲這個人的生命能量困住了。他過得很苦，找不到生命的出口，所以癌細胞才會長出、長大，還會轉移和擴散。癌細胞看似要奪去你的生命，其實它試著想要引導你走向身心靈成長的道路。**如果你的身心靈因為得到癌症而開始成長，如果你的生命因為得到癌症而找到生命出口，那你的癌症只有四個字：絕對會好！**

如果你的心靈開始成長了，那麼癌細胞還有什麼理由要長呢——除非你不成長，你沒有去學習新的生命智慧，你讓生命永遠困在那一池死水當中，覺得無能爲力。

舉個例子，在東方許多癌症病人有婆媳問題。當媳婦的覺得照顧婆婆是應盡的責任，但同時又要照顧小孩，常常忙得身心俱疲，很想卸下這個重擔。可是她的內心又會出現兩種聲音：一種是，我身為人家的媳婦，照顧婆婆是天經地義的事情，這是自古以來的孝道！可是另一個聲音卻提醒她，除了她還有其他幾個媳婦和小姑們，為什麼重擔只落在自己身上？不甘心又矛盾的情緒不停地困擾著她。

若碰上病痛纏身的婆婆，媳婦原本還能抱著一點「希望」，想說照顧個幾年就可以解脫了。但常常在盡心照顧的情況下，婆婆卻活得更久，愈來愈健康，反而是媳婦失去人生希望，「我還要過這種日子多久？」落入了不知道未來在那裡的絕望中。

這樣講雖有點黑色幽默，卻能真實地反映某些女人的心境。在這裡我先不說對錯，不作批判，就單純來看這樣一件事：隨著婆婆健康好轉，媳婦覺得未來沒有希望。這樣的她還可以過自己的人生嗎？

這就是我所看到的，很多得到乳癌的病人都卡在婆媳關係裡。要嘛就不做，要嘛就要做得很好！所以她做得比誰都好，可是也過得比誰都痛苦。這個痛苦無處宣洩，這樣的心情逼得她無路可走。如果她無法接受自己的處境，又無法解決，那麼阻塞的生命能量就會開始發作。

很多現代人日子過得不錯，經濟也還可以，卻過得不快樂。他們最欠缺的就是心靈成長，那是一種生命的喜悅和熱情。生命在什麼狀況下最喜悅？**生命只有在學習、創造和尋找新可能性的時候，它是最喜悅的**。那是整個人生命能量的展現。

假設這個人被困在生命困境中無路可走時，它的正常細胞往往可能突變成癌細胞。我希望大家徹底認清癌症這個病，因爲我從來不認爲癌症是因爲體質或飲食的問題。要說癌症眞正的原因，只有一個，就是扭曲的心靈能量。

我提過，如果一個得到癌症的人可以完全認清，原來疾病是他的心靈能量扭曲所造成的。當他開始重新找到生命力，並問自己：「我人都要死了，還要這樣子活下去嗎？」就像以前我常問大家的問題：「如果你的生命被宣告只剩下三個月，你要怎麼活？你要不要認眞的活？要不要快樂的活、自在的活、喜悅的活？」很多的痛苦與限制都是自己給自己的。

很多數癌症患者內心有很多的怨恨，可是他不喜歡自己是一個內心充滿恨的人。因爲那個怨恨如果不受限制的話，他可能會毀掉自己的親人。

我曾輔導過一位肝癌個案，他告訴我，其實他得到肝癌是要來毀掉自己。因爲他不先毀掉自己，可能會毀了他太太。他發現對太太的怨恨已經愈來愈不受控制了，因爲這樣的怨恨及內心的不平衡，他的人生已經完全迷失在金錢、名利和聲色生活當中，不知道自己爲了什麼活著？

當他來到我的診間才發現，原來他不只能夠透過癌症毀掉自己，還能用癌症拯救他的婚姻、拯救他的人生。他是可以重新開始的！他決定開始面對生命，他不要再撐，於是，他拼命的哭、努力的哭，把多年累積的感受完全釋放出來。

◀治療癌症「心」方向

只有當人陷入這樣的困境，我們內在的癌細胞才會出現。我再強調一次，我們內在癌細胞的出現是來告訴這個人：暫停吧！整個生命的畫面都停下來吧。我們來思考，接下來要怎麼走？我們來問：什麼是生命？

對於治療癌症病人，我有幾個建議：

一、開始接觸身心靈健康觀

這跟過去很多人的觀念不一樣。**他必須開始信任自己的身體，信任身體是善良的、友好的；信任身體在每個瞬間都有奇蹟般自我療癒的能力。**

現代人之所以體弱多病的一個最重要原因是，大家對身體的靈性已經失去信心！我甚至想來提倡一種全民信仰：**你的身體有著宇宙間最古老的智慧、你的身體蘊藏著美妙的神奇之道、你的身體有著最奧妙的自我療癒能力！**

接下來，所有你採取的行動，都是爲了啓發身體本來就具有的偉大自我療癒力。一旦這個過程啓動了，你對身體的觀念變成信任，且覺得身體生病不是身體的錯，而是因爲你內心太苦了，連累到它。那麼，你對身體的整體信心就會無量的增加。

你不會覺得恐懼不安，你不會覺得身體一天天在變弱；你會覺得活在身體裡面是一種恩寵、是一種喜悅。你對自己的身體天生會健康、會從任何重大疾病過程當中療癒，有很大的信心。一旦你建立這個信心，我跟各位保證，你的身體會開始發動一連串自我療癒現象。

你的身體可能會突然想吃什麼，突然想做什麼運動。你的身體突然有了自己的韻律，產生自己的意志，因爲得到你對它的信心跟鼓勵。你的身體開始發動自己，甚至觸及更深的細胞層面及電磁層面之內在知識。

你會發動身體一連串的自我療癒過程，連你的夢都會改變。在夢境當中，你的賀爾蒙會開始變化，身體會進入免疫系統重新調整的過程。這時，你可以開始把所學的身心靈觀念與其搭配使用。

二、重新改變心境

我講過一句很關鍵的話：**如果你的生活和心靈開始成長，你的癌細胞就會停止生長**。

再也沒有比這個更快、更究竟的方式了。我常講，放射治療有沒有效？有效啊！放射線照下去癌細胞會萎縮，但正常細胞也會死。化學治療有沒有效？也有啊！化學藥劑從血管打下去，癌細胞會消失，不過正常細胞也會死，頭髮也掉了。

這些治療都有效，但都不是釜底抽薪的辦法。如果你的生活沒有改變，心境是一樣的痛苦；你的人生觀念沒有劇烈變化，你的阻塞能量一樣在發動。它會不斷變成癌細胞，你就必須不斷用放射治療、吃藥、打化療來壓抑這個能量，最後只會導致兩敗俱傷！所以說，現代醫療走的就是兩敗俱傷的道路。

我以前甚至講過，有一種治療法是用很大劑量的放射線照射全身，把身上的癌細胞都殺死，可是骨髓細胞也統統被殺死了。骨髓細胞死光之後，病人就要待在無菌室裡等著作骨髓移植，用別人的骨髓來救命，這是置之死地而後生。

大家要知道，癌細胞生存的方式和正常細胞是一樣的，換句話說，癌細胞也是跟著你一起呼吸。我常開玩笑說要殺死癌細胞很簡單，只要你停止呼吸十分鐘，癌細胞就死掉了。這樣治療癌症簡不簡單？但重點是你也活不成。癌細胞是跟你同生共死的，任何的醫療都不可能殺死癌細胞後還讓人可以活得很健康！因為它跟你是一體的。你喝一杯卡布奇諾咖啡，你的癌細胞也會喝到，也會覺得很好喝；你接著去吃自助餐吃到飽，吃得很開心，你的癌細胞也跟著很開心，因為養分透過血液也通到它了。

相同道理，癌症患者能吃補品嗎？癌細胞可以被補嗎？為什麼不能？因為你補它也補啊！愈補愈大顆，補下去你元氣充沛，它也元氣充沛啊！所以對癌細胞不論用殺的、用補的都沒有用。**只有一個辦法可以治療癌症，那就是愛！用愛來對待癌細胞，開始用愛來愛你自己。**

三、讓心靈開始成長

我常講要讓自己心靈開始成長。什麼叫心靈成長？比如說，重新開始學習過去沒有接觸的東西。例如，開始學希臘文、日文，然後安排時間去希臘、日本實地考察遊學。透過新事物來重新生活、認識自己。

我有位得肺癌的病人，他的人生夢想是當個學者，後來因爲家道中落，只好去從商。他是一個很正直的商人，一輩子過得非常地辛苦卻賺不了多少錢，後來得了肺癌。知道他在上海有間房子後，我對他說：「你把事業全部放下，上海的房子趕快裝修，到上海復旦大學重新當學生。」

如果他能完全放掉事業重頭再來，回到校園，抱著一疊書，回到當初徐志摩的年代，會不會碰到心中的陸小曼？什麼事都有可能！如果他能追隨自己的夢想，進入新的環境，生命就是全新的開始！找到新的生命，癌細胞就沒有未來；如果還困在生命的痛苦裡，就給了癌細胞無窮的希望。

可是這個個案並沒有完全成功，因爲他把工作視爲生命，覺得離開工作就沒有了生命。這也因爲他沒有開始新的生命，觀念並沒有轉過來。

◀調整生活態度

我常講任何生病的人，不管是什麼疾病，一定要調整生活態度。

第一，思想觀念一定要改變。一定要開始變得比較樂觀，看到事情的正面，開始欣賞生命的美。

第二，開始覺察自己的情緒。你會生病表示你已經壓抑了太多矛盾、糾結、痛苦且愛恨交織的情緒。整個心境已經混亂了！

如果聽到醫生這樣告訴得到癌症的你：「某某人，你的癌細胞很惡性喔！」這話什麼意思？

醫生這樣說的原因是：你癌細胞的ＤＮＡ染色體在顯微鏡下看起來就像個「爆炸頭」。正常人的染色體很漂亮，可是癌細胞的染色體可能很扭曲、形狀很亂。爲什麼細胞會變成這樣？其實長久以來，你的情緒早就失控了！

若這時候你能夠重新觀照自己的情緒，讓這麼多矛盾、衝突、掙扎、內心苦痛找到出口，甚至讓自己慢慢平靜下來，那麼你的細胞染色體會起變化。在經歷這樣的成長後，把你的染色體再拿來作切片比較，我相信整個染色體狀況都會改變。

現在的人類還沒有認識到自己眞正的潛力。你要絕對相信，當自己的信念改變的時候，連自身的染色體都會改變。我所謂的基因工程，不是在實驗室裡做的那些，而是透過你的心念。

大家知道心念的力量嗎？你的一念可以改變整個宇宙！本來是像在地獄般的折磨和痛苦，卻可以因為你的念頭一轉而讓自己回到喜悅的境界。人其實都只活在一念之間，念頭如果轉過來，不但整個染色體會改變，所有你得到的病幾乎都可以逆轉，就連高血壓、糖尿病這一類的病也會根治！

我研究身心靈的潛能多年，發現如果人真能了解一念之間所能產生的威力，能夠開始認識身心靈的觀念，改變生活方式，一定會出現不可思議的力量。我們的心已經舊很久了。我們的情緒沒有常常更新，所以我們的明天常常延續今天的無奈、無聊跟苦痛；延續今天食之無味、棄之可惜的生活。但這不是生命！生命的每一天都是新的一頁，人生的每一天都應該是新的冒險，你再也不能失去更多了。

讓「每天醒來不知為何而活的生活」從現在起開始改變。就像癌症這個疾病，因為它可能會讓人失去生命，那人生還有什麼好顧忌的呢？讓自己的每一天都是新的開始！

◀對癌細胞宣示

癌症常帶來一個很有趣的思考邏輯：「連命都要沒了，我還考慮這麼多幹什麼？」

不考慮太多，並不代表你可以爲所欲爲。而是以不傷害別人、不殺人放火、不做違法的事情爲前提，你什麼都可以做。那也意味著你要開始重新啓動自己的生命。

一旦你重新發動你的生命力，就表示你對癌細胞宣示：「喂！你不要活得這麼囂張喔！你不要再長大了，是我要長大、我的生活圈要擴大。我的心靈能量要開始轉移，所以你不要轉移、不要亂來了！」

當你內在的熱情和活力發動了，生命的能量是源源不絕的。只有當你不用自己的能量時，癌細胞才會拿去用。所以我會把癌症整體治療定義在所有人類身心靈的成長，將癌症治療拉到心靈能量的層次，改變大家過去錯誤的觀念。不再是得到癌症就趕快找名醫、吃遍名藥和偏方，只想著要把身體什麼地方治好。

身體不需要你治它，所有你花在治療身體的方法，基本上都不是治本之道。你花在身體上的時間精力之所以有效，是因爲你開始愛自己，就只有這個作用而已！因爲你害怕死亡，開始對自己好，感覺到要珍惜生命，身體才走向痊癒之路。並不是坊間各式各樣的治療法，或者你吃下了什麼東西的因素。

你採取這些行爲的背後，是表示你想要活下去，是因爲這個心念啓動身體自我療癒的能力。要記住：**身體不需要你去醫它，它要的是你對它的愛跟信任。一旦身體得到了你的愛跟信任，它馬上進入了自我療癒的過程。**

思想的移植

在治療癌症過程當中，我們如何啓動生命新的能量？

大多數人都困在自我執著及舊思維中。有一個觀念叫思想移植，你可以把舊思想統統放下，移植另一套新思想。開始感謝生命，重新看到生命有很多可能性，甚至換個角度來看自己存在的困境，且相信所有的一切都會圓滿。

如果人可以開始作思想移植，新思想就會發動身體新的功能；所有身體功能都要由自身的思想、信念來啓動。

有個理論非常重要，一定要記住：**人從小到大的心靈能量是不會減少的**。也就是說，你在三十歲和八十歲接收到的心靈能量是一樣的。三十歲以前，你的生命持續成長、學習、發揮；三十歲以後開始減少；當你五十歲的時候可能已經過著日復一日的生活。你的生命還有在成長、學習、冒險、挑戰跟發揮嗎？沒有！

那麼心靈能量跑去那裡？跑去癌細胞了。

現代人每三到四人就有一個人死於癌症，這才是最關鍵的因素。因爲生命能量是永不止息、不會減量的，不會因爲你是三歲就多一點，八十歲就少一點。

各位去想一想，癌細胞有沒有很大的能量？竟然集合全世界的醫學都對它束手無策！用放射線照它，照得快死了又活過來；化療打下去，人都快沒命了，它只消退一下又長出來；兩邊乳房切掉，乳癌治好了，竟然變成卵巢癌；卵巢拿掉了，又來個淋巴癌！就算全身淋巴都拿掉，它可不可以變成肺癌？現代同一個人得到兩個癌症已經不稀奇了。

有個病人在三年前來找我，不到三十歲的她就得了卵巢癌，做了所有醫學治療，可是她的生命沒有徹底的改變；半年前她又來找我，對我說：「許醫師，我肚子又長了一顆淋巴癌。」另外一個病人，則在四年前因乳癌切掉一邊乳房，然後做治療；一年前她來找我，告訴我她得了卵巢癌。

在我還是個醫學生的時候，同一個人得到兩種癌症的很少。但我現在手上的個案比比皆是。爲什麼？因爲主流醫學一直沒有找到根本治療的方法。

我們要治療癌症絕對不是只停留在身體，是身體、心理和心靈要三管齊下。甚至它要變成一種生命哲學，改變這個人生命的色彩。**如果人可以找到自己生命中最想唱的那一首歌，生命可以有更喜悅、更美好的發揮，整個人類的癌症問題將成為歷史名詞。**

◀進入身心靈成長的殿堂

所有人類都應該開始覺醒並進入身心靈的成長。現在大多數人是比較悲觀且迷失生命意義的，到了成年，不快樂的比例高達八成以上，且感受不到生命的喜悅與眞正的自在；尤其是要進入更年期、中老年期的時候，很多人是恐懼的！愈來愈多的人告訴自己：「我只要活到六十歲就好了，活那麼久幹什麼？老了等於沒有用，老了等於體弱多病，老了等於要依賴拖累別人！」

人對「老」這件事情所產生的恐懼害怕是多麼的大啊。**這些害怕變老的關鍵都不在我們的身體上，而是我們的心靈一直沒有成長、停留在舊的思考模式**。如果思想沒有成長，心靈能量就不會被發動，無法變成生命中的喜悅、自在與挑戰。那麼，如此龐大的心靈能量只能給我們兩條道路選擇：生或死！

癌症就是在逼我們作這個決定，要生或死？所以再怎樣養生都沒有用，醫學再怎麼發達也不會有用——因爲心靈並不快樂，沒有喜悅成長和不斷的自我覺察，沒有開悟自在的感覺。心靈的成長是永無止境的。

透過癌症，我很希望把所有人們帶往認識自己生命存在本質的路上，開始身心靈成長，不斷吸收新的知識智慧，啓發內在能量。這時候，我們會發現很神奇的一件事：**癌症不醫也會自行痊癒！它本來就該自行痊癒，只是人們一直沒有找到重點！**一旦搞清楚方向了，身體的病自己會好起來。

我常講一句話：**身體就是它自己最偉大的醫生。人的身體有無限的智慧，可是人的自我卻無限的膨脹。**

我所學的整個身心靈觀念，多年來透過我寫的所有著作、所有演講，這一切都只是希望幫助大家趕快開始追求身心靈的成長，有病治病，無病強身。這一來，不但你會健康，而且身心一定會愈來愈自在，因爲你將得到完全不同的啓發，整個生命會進入不同的境界。

與內在的自己對話

有一位學員的故事讓我滿感動的。她的父母已經過世了，父親死於高血壓和心臟病，母親死於癌症。她把我的書《用心醫病》帶到靈骨塔前唸給父母親聽，希望透過這個過程，讓父母也能夠與她一同成長。她以前常偏頭痛，都不知道原因為何，現在已經很久都沒有痛過了。

這是因為她開始去做自己內在的探討，看似在跟對方說話，其實已經是與內在的自己對話了。

在醫學文獻上曾經有這樣的報導：有個人從小就不能吃草莓，只要一吃到草莓就會過敏，甚至休克有生命的危險。所以他很注意自己的飲食，不敢有任何大意。有一次他到義大利旅遊，去一間很高級的餐廳用餐。他特別交代廚房，給他的菜不能有任何草莓成分。結果餐廳送菜上來，他平安地吃完後也沒發生什麼事。

就在三小時後，他在飯店接到餐廳打來的電話，告訴他：「很抱歉！今天你所用的餐點，因為我們的疏忽，裡面是含有草莓成分的。」接到這通電話的同時，他馬上過敏休克發作死亡。

這人眞的是因爲草莓過敏死掉的嗎？不是！他其實已經被制約了。根據研究，人在一種很深沉的催眠狀況之下，如果告訴他：「我正用打火機燒你的手背。」過了十分鐘後，這個人的手背眞的會起水泡。由此可知心念的力量有多大！

許多家長在孩子感冒稍有不適時，第一件事就是趕緊帶去看醫生，尤其是鼻子過敏、發炎、皮膚過敏等等。我眞的很不建議吃類固醇和那些西藥，除非逼不得已，能不吃最好不吃。在這裡教大家一個方法，叫做「神奇藥丸」！

我們可以用遊戲的方式和小孩互動，跟他一起玩變魔術的遊戲。告訴他，我們要一起來變一顆神奇小藥丸，就像從哆啦A夢的口袋拿出道具來一樣；這個藥丸有非常神奇的力量，吃下去後感冒馬上就會好、燒等一下就退了，氣喘過敏統統會好。之後，讓小孩假裝把藥丸吞下去。

在這裡跟各位保證，這一顆「神奇藥丸」絕對比你這一輩子吃過的藥都有效。

因爲**人類的心靈跟內在偉大的暗示作用是可以起死回生的**。很多我教過的學生用這個方法，不用吃退燒藥，燒就退下來，半夜不用再跑急診。

很多大人已經有我們所謂的知識障，但孩子還小，沒有過多的觀念常識。他們的潛意識很強，所以「神奇藥丸」的指令會馬上進到他深層的潛意識和無意識，並快速發生作用。

這幾年來人類已經太過強調物質，忽略了心才是物的主人。物質醫學不會讓你眞正健康。如果你眞的全心全意相信，也可以從自己開始嘗試。今後碰上生病感冒，所有小疾病先不要急著吃藥，先試試「神奇藥丸」的功效，接著再從你的孩子、孫子開始做起。這個遊戲每個人都可以做，會在生命中出現很好的效果。

如何讓身心靈的成長

追求身心靈成長只有一個關鍵：跟隨內心的衝動。

每個人內心都有一尊佛，或神明，**如果要追求身心靈成長，唯一要跟隨的是內在直覺，甚至是一種自發性的喜悅、衝動**。當我們活得愈久，理性也愈來愈多，太多來自內心的衝動、感動，統統都被壓抑住了。

我們有個乳癌的學員很會畫畫，前陣子想轉換跑道。我對她說：「妳學這麼多身心靈的觀念，再轉行做另外一種行業太可惜了。爲什麼不以你原本的繪畫本才能來走身心靈這條道路呢？」

她回答我：「許醫師，我不知道怎麼走啊？」

我說：「很簡單！妳想走，路就會出來！」

你想走，路就會出來。請記住這句話！外在世界是由內在信念幻化出來的。當

你想走的意念出來，路才會出現。

她告訴我，雖然不懂我的意思，但先去相信就對了。她慢慢把原來的工作淡化，後來就莫名奇妙發生一件事，我們在台北中正紀念堂辦了一個癌症病人身心靈創作展，而她開始忙著畫畫，並把以前的畫作再整理展出，展覽期間也教很多人畫畫。

這位學員的使命很可能就是來幫助生病的人，讓他們從繪畫藝術中重新找到生命的能量。她甚至可以在病床旁教人怎麼素描，而自己也能在這個過程中找到生命的道路。

人為什麼會孤單、**迷失生命的方向**？**是因為我們已經很難去傾聽內在的聲音了**。身心靈成長這條道路有個最重要關鍵，就是引導自身**重新與內我做連結**。

賽斯講過，每個人在投胎之前都有一個生命藍圖。我也一直倡導這樣的觀念，每個人內心都有一個衛星導航系統，它包含你累世的記憶；甚至包含了你還沒來到地球、還沒有開始任何輪迴轉世之前的學經歷。

地球並不是我們的第一個教室，很多人類意識在來到地球之前早就存在了。在你內在的生命藍圖、衛星導航系統裡，它已經儲存了你這個人所有先天內在的個性。

爲人父母都知道，每個生下來的孩子都不一樣。老大跟老二個性就不一樣，常常一個是東，一個就是西；一個快樂、活潑，一個內向、害羞。因此我所講的身心靈道路，在於了解自己先天的生命藍圖。如果能夠跟內心的生命藍圖愈貼近，就能愈自在、愈喜悅，愈信任直覺，不受太多外在聲音的干擾。

傾聽內在的聲音

當你愈能傾聽自己的內心、對自己建立信心，內在的河流自然會帶著你走。你唯一要做的是去了解它，不要去抗拒它；去隨順它，並且好好駕馭內心的河流。讓你的後天與先天搭配上了，就不需要靠自我意識來做所有生命的決定。

我所學的賽斯思想不是外加的知識，完全著重於導引一個人先天內在的能量，導引你認識自己是誰！那是一條開悟的道路，讓人自我覺察、自我成長，認識內心存在的本質。一旦開始認識了你的內在，裡面的衛星導航系統會引導你。你自然會知道生命接下來的方向在那裡，你信任宇宙，宇宙就會帶領你。

這意思並不是說你可以偷懶，你還是得付出時間和努力。不同的是，你的心會更踏實，內在有個神性的自己會帶領你。你愈聽從內心智慧的指引，就會過得愈快樂。當你愈早開始這樣做，你的人生就愈不容易迷失。

有時候我會想像自己投入內在的河流，讓生命的喜悅動力帶領著我。我相信宇宙是美好的，所以我的心沒有任何恐懼。我也希望把心安的感覺帶給所有朋友，讓大家能夠更喜悅、更自在，把所有的煩惱、痛苦、衝突與掙扎統統放下。尤其在當今這個世界上，每個人最需要的是不斷肯定自己、接納自己，找回更多信心與愛。

當你的心充滿喜樂，心就會平靜，且愈來愈清明。它能夠信任這個神聖的肉身，就可以更信任自己的生命和能力，也相信未來生命是圓滿的。

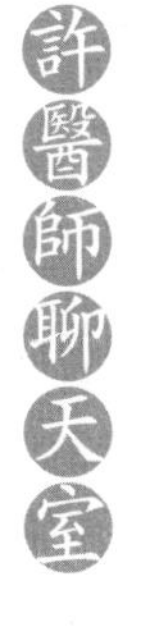

問：我女兒最近被診斷出淋巴癌。很多朋友告訴我，這是因爲我沒有注意女兒的飲食才會這樣。我眞的很自責，不知道該怎麼辦才好？

答：請放心，絕對不是因爲妳沒有注意女兒的飲食而讓她得到淋巴癌的！絕對不要被這樣的觀念誤導。

眞正得到淋巴癌的關鍵可能是因爲女兒承受的壓力太大了。或許是功課的壓力，也或許是自己給自己的壓力，導致她的生命如此恐懼不安，整個存在的安全感都崩潰了。

人的淋巴系統本來就是讓身體安定的系統，它主要是產生一種免疫作用，就好像身體裡的鎮暴部隊！可是當這個人極度不安的時候，就像整個社會動盪不安，連警察都暴動了！這就是她內在細胞已經在反彈了。

這種狀況的治療方法很簡單：

第一，先減壓！表現得好不好都沒有關係，要完全的自我接納。

第二，運用我們所學的身心靈理論，開始尋求生命的樂趣，而不是只想把事情做好。

不是一直力求完美、一定要達到某個標準才叫做成功。生命不是活來給自己這麼大壓力的！有時候給自己太大壓力，人格會崩潰，如果人格沒有崩潰，很可能就是免疫系統會崩潰。當你的免疫系統崩潰的時候，淋巴腫瘤這樣的病就會出現。

問：醫院診斷出我的肺有腫瘤，擴散到胸腺跟左邊的淋巴腺，要我做化療。我不怕死，可是很怕痛，怕它轉移到別的地方。我服用艾瑞莎（Iressa），也吃市面上所謂的排毒餐。一開始很有效，但幾個月後指數又上升了。對身心靈理論有概念後，我不想做化療，想請問許醫師，我這個決定正不正確？

答：任何身體的治療，包括吃艾瑞莎，都是物質的治療；吃排毒餐則叫做飲食的治療。這兩種治療有沒有做，我既不會反對，也沒有意見，因爲那都不是關鍵。就算做了也只是短暫有效。如果你的心靈沒有改變，你做不做並沒有差別；從身心靈的角度，那都不叫治療，只是暫時的緩解而已。眞正的治療是從心開始。

首先擺脫你對癌症的恐懼。不管是怕死或怕痛，都先不管它。

其次問自己，心中是否有一個很大的遺憾？

在我的經驗中，上了年紀的人得到肺癌，通常有這類的問題。到底父母、伴侶或周遭的人是愛我的成就和表現？還是眞正愛我這個人？可能你是家中孩子表現最傑出、付出最多的，可是內心一直感覺不到愛。你內心有很多的悲傷、很多的苦說不出來。

所以必須先看到你內心對愛的渴望。這部分的情感一定要處理，讓你眞正能夠把心打開，感受到那份接納，感受到親人是愛我，還是愛我這輩子對他們的付出？這部分一定要解決，你才能眞的不痛。即使哪天眞的走了，也是帶著平安的心離開，而不是帶著遺憾走。

接下來，開始走身心靈的道路。雖然你現在有癌症，若拿出生命的熱情，徹底面對內心所有的恐懼能量，癌症算什麼？最重要的是為生命的快樂重新找到出路。

讓自己找回童心。你有很多的人生方向，什麼都可以學，什麼都可以做，與其渴望得到愛，不如先去散發愛。

有很多可能性正在等你。不要只是每天傷腦筋要做哪個治療、吃哪種排毒餐，生命不是浪費在治療上面，是要讓自己發自內心的快樂、感受生命的喜悅。

縱使三個月後你離開人世，也會覺得這是有生以來最快樂的三個月。那也值得了！所以希望你不管是在內心情感的糾結，還是在生命能量的阻塞上，一定要找到出口，尤其是愛的部分，讓自己感受到生命的愛與被愛。

許醫師給癌症病人的小提醒

如果你相信人是會輪迴轉世的，你也相信每一世靈魂都有他的功課、學習及挑戰，假設你在今天生命就會結束，結束你這一趟靈魂的地球肉身之旅，你覺得自己甘不甘願？迄今為止，你滿不滿意自己此生的表現？如果答案是心中有所遺憾，那麼，請再好好全力以赴的去活吧！

053 癌症

我常說，人的心念一定要跟著時代成長，讓自己活得有彈性：擁有孩子般的童心，對什麼都有興趣，讓自己活到老學到老，而不是用過去那套價值觀來看待事情。在身心靈的觀念中，人一輩子如果只有一套價值系統，無法接受別人的建議，也不願意了解對方的想法，整個心血管系統就會開始退化。

2 中風

對人生感到無力的顯現

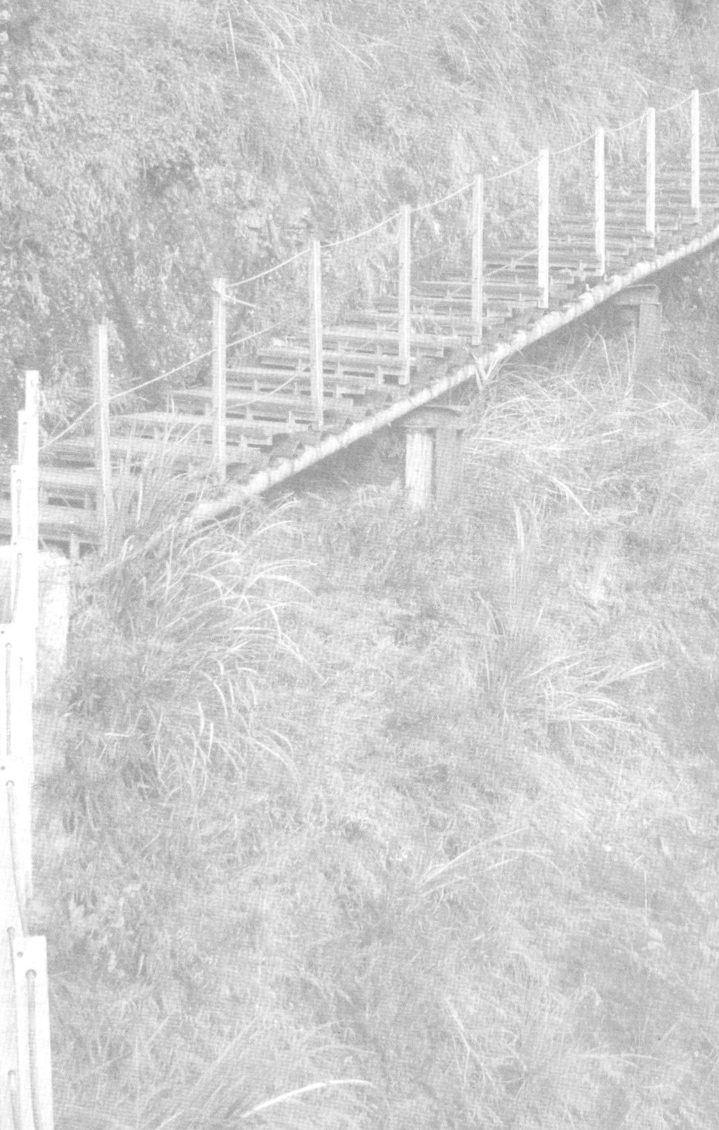

李安導演早期有部電影《喜宴》，用華人的視角來探討「同性戀」與傳統家庭的議題。故事背景從一對華人父母，希望在美國工作的兒子可以趕快結婚，而踏上旅途到異地探望兒子開始。然而，他們完全沒想到兒子是一位同性戀者，且已有親密的同居男友。兒子也礙於中國人的孝道和倫理，不敢讓父母知道眞相；在被逼婚的情況下，他和一位想藉由婚姻拿到綠卡的華人女子結婚。

紙終究包不住火，父親還是在兒子和男友及其新婚妻子的互動中，發現兒子是同性戀者。過了不久，父親中風了！在身爲物理治療師的兒子男友細心照顧下，父親的中風狀況慢慢好轉，也接受這個事實，並認同這位「男」媳婦。

讓我們舉這個例子來探討「中風」議題：片中的父親在得知兒子是同性戀時，並沒有立即揭穿這個事實，反而不動聲色，假裝不知情，可是他的內心是深受打擊的。同性相戀和他的傳統觀念相互牴觸；怎麼也想不到，辛苦撫養長大、引以爲傲的兒子，所愛的人竟然是個男性。因爲這個衝擊，父親的血管爆開，中風了！因此，「中風」是他發現兒子性向後的沉默表現。

所幸，李安在這部電影中，處理同志問題的方式是友善的，他讓傳統思想的華人父親藉由整個過程體會出，下一代有自己的路要走。他用圓融的智慧接受了兒子的性向，並接受眞心照顧自己的「男」媳婦。也因爲這樣，他的中風慢慢好起來。

而片中的父親爲什麼中風會好轉？最大的身心靈原因在於，他願意換個角度來看整件事，接納兒子是同性戀，也接受兒子深愛的男人。但同樣的事情若發生在其他人身上，想必沒有那麼單純了。因爲許多人的腦袋，是吃了秤砣鐵了心，無法變通的。

我常說，人的心念一定要跟著時代成長，讓自己活得有彈性：擁有孩子般的童心，對什麼都有興趣，讓自己活到老學到老，而不是用過去那套價值觀來看待事情。在身心靈的觀念中，**人一輩子如果只有一套價值系統，無法接受別人的建議，也不願意了解對方的想法，整個心血管系統就會開始退化。**

就像一台舊車，不只引擎是舊的，整體零件都會變舊。因此，中風也是身心靈整體的問題。

◀從醫學角度看中風

中風導因於心血管疾病，若擴大來討論，例如：高血壓、膽固醇、血糖、肥胖、運動多寡等，都和心血管疾病相關。其中又以中風最常見，在老年人重病、死亡的比例上佔絕對多數。

◀中風三大類成因

一、暫時的缺血性中風

患者在二十四小時之內就會恢復，症狀爲突然的意識不清、視力模糊或腳步不穩，但沒有任何後遺症，只是大腦暫時性局部的缺血狀況，或是一個小血栓形成。由於血栓很小，只是暫時塞住，馬上會被溶解掉。

二、低血壓性中風

一般人都以爲，只有高血壓會造成中風，卻忽略了低血壓也會造成中風！血壓太高，血管可能會破掉；相對的血壓若不夠，腦細胞也會因爲缺血而死亡，造成中風現象。因此，我常對年紀大的朋友講，血壓不能太低，血壓太低，血管的灌流不夠，末端腦細胞容易因爲缺血而壞死。

三、出血性或栓塞性的中風

就是常見的血管破裂或血栓形成，導致中風狀況。當中要注意的是，不只我們的腦袋會中風，腎臟、腸子，也會因爲血管爆裂或血栓而中風！只是，其他器官的中風，並不會立即察覺，有可能因不明原因而身體不適。

◀腦血管類中風

若從腦血管的角度來看，中風又可分爲兩種，一種是血管阻塞、一種是破裂。兩者都會造成腦細胞的缺血反應。腦細胞得不到血流供應，就會缺氧，在部分灌流區域的細胞會因此壞死。所以說，中風有區域性，就如大家常見的，可能某邊手腳較無力。例如，左邊中風的人，右邊的手、腳會無力，拿不穩筷子，走路搖搖晃晃。

再從血管阻塞來看另一種中風——血栓。本來在血管中正常流動的血，若某個地方被血栓塞住了，就會造成中風。血栓可能在當地形成，也可能從別的地方形成，例如，心臟、瓣膜疾病，或心律不整等，都可能因爲血流凝結成塊而形成血栓。血塊在大條血管中流動沒有問題，可是，一旦流到腦內細小血管就會塞住，並造成下游缺血。所以血栓的形成和動脈粥狀硬化，或是瓣膜性的疾病有關。

例如，施打毒品的人若沒有做好消毒工作，細菌會跟著毒品進到心臟；心臟的瓣膜會發炎，就像寄生物般附著在瓣膜或心內膜上，變成心臟內膜炎。發炎到一個程度，寄生物會掉下來且跟著血管走，走到腦部就塞住變成中風。

中風的可怕之處在於，前一秒鐘都好好的，後一秒可能就突然失去視力，什麼都看不見——因爲中風的區域剛好是大腦的視覺區。一般而言，中風所出現的症狀因中風的區域而不同。如果是嗅覺區，人就會失去嗅覺；如果在肢體運動神經區，肢體就會產生運動不能的現象或口歪眼斜，便是所謂的偏癱。

中風是身與心的折磨

中風造成的不只是患者肢體上的癱瘓、功能的缺失，更是自己和家人身心上的折磨。很多專家認爲，中風對整體人類的健康造成很大危害。照顧中風病人是很大的負擔，嚴重的中風還可能變成植物人。因中風而癱瘓的病人，也容易有褥瘡問題，在照顧上更是相對費力。

對中風的病人來說，最大的問題都不是身體上的不便，而是「自卑感」，因中風帶來的後遺症而苦惱。可能由於語言中樞受損，造成說話不清楚，或是無法控制嘴角，造成臉部表情扭曲；這類患者無法面對鏡中的自己，自然也不想見其他人，只能終日躲在家中。所以，中風不只是身體上的問題，心理層面的影響更不容忽視。根據醫學研究，中風患者幾乎百分之百都有中風後的憂鬱情緒。

甚至有人認爲中風比癌症還可怕；得了癌症不一定有人知道，中風可能因爲行動不便必須坐輪椅，或拿著枴杖走路，這對人的自尊心和行動力而言是很大的打擊。

因此，有些中風患者還寧可選擇快速死亡的蜘蛛膜下腔出血，並覺得那是一種幸福。蜘蛛膜下腔出血不會偏癱，只會在劇烈頭痛不久後死亡。那是蜘蛛膜下腔的血管爆裂，不是在腦細胞裡面爆開，而是血流整個流進腦脊髓液裡。它不會形成一般中風的典型症狀，死亡率也很高。但大家不用過分擔心，大部分的頭痛都不是這類問題。

◀中風與高血壓不是絕對關係

若出血性中風的成因是單純由於高血壓導致動脈粥狀硬化的結果，且冠狀動脈疾病是由高血壓造成，那我們只要把血壓控制好，這個世界就沒有人會中風了——但事實如此嗎？

在目前醫學概念中，人年紀愈大，血管會較硬且脆。因此，有人會由於震怒而血壓升高，血管承受不住壓力而爆裂。而大部分爆裂的都是小動脈、小血管，或是變成微血管之前的細微動脈。靜脈爆裂通常比較沒有關係，它會自己找回流；但動脈沒辦法。動脈的管壁比較厚且很有彈性，即使旁邊還有另外一條動脈，破裂那條動脈所負責的區域仍會受到影響。

但是，血管失去彈性後，就沒辦法接受血壓太高的變化。所以，**不是血壓高使人中風，而是血管失去彈性造成的後續現象。**

舉例來說，如果水管質地很好，再怎麼加壓也沒有關係，因爲它會有彈性地漲縮！就像人的脈搏會跳動，是因爲心臟擠壓血液，血液在血管中適時漲縮。所以**心血管疾病主要的原因，是一個人的動脈已經慢慢失去了彈性，並不單單是血壓的問**

題。

就像台灣的自來水，離開自來水廠前都是歐美級標準，可以生飲。可是水經由水管送到家中後，就不能生飲了。這是管線的問題，可能因爲老舊而污染水源，甚至受損造成地下水滲透進來。

大家要有這樣的概念，血壓變高只是一種症狀和現象，並不是疾病。因此，只著重於血壓的控制是沒用的！何況人的血壓太低，也會變成憂鬱症。血壓是我們某程度能量的來源，若爲了要預防中風，把血壓控制得很低，人也會失去元氣。

血壓變高代表的意義是，這個人從心臟到整個血管的灌流系統已經出問題，它必須從整個循環來看，而不是單純降血壓可以醫好的。西醫的治療方法常是，頭痛醫頭，腳痛醫腳；只看到小問題，卻想解決大現象，根本是緣木求魚，最後只會得不償失。因爲所用的，都是壓抑的方式，並沒有找到眞正的原因。

對病貼標籤，會讓病定型！

我的母親約七十多歲，先前她到住家附近的診所量血壓。數字一出來，醫生就說：「妳有高血壓，要一輩子吃藥喔。」也開了一個月的藥給她。

得知這件事後，我對她說：「妳沒有高血壓！妳的血壓只是暫時高一點而已。」

「妳的血壓只是暫時高一點而已。」這句話已經開始催眠、暗示！它所透露出的涵義是，**現在血壓高，不代表之後也會高**。聽到這句話後，我的母親放心許多。

我接著問她：「妳昨天睡得好嗎？最近有沒有比較勞累？是不是有點感冒？」

她想了想，表示最近的確累了點，也沒睡好，可能感冒了。

「這就對了！妳並沒有高血壓，妳只是沒睡好而火氣大，加上情緒不穩，血壓才會升高。」我接著說，「不然我們來試看看，這段時問妳睡飽些，覺得舒服點就去做做運動；等感冒好點，我再來量量看。妳若不放心，就先吃一包藥，讓自己安心。」

兩、三天後，我母親的血壓果然降下來。在開心得到這個結果的同時，我順勢對母親說：「妳看吧！妳果然沒有高血壓。」

讀到這裡，大家心裡應該有種五味雜陳的感覺，如果母親沒有接受我的「另類」解讀方式，現在已經長期服藥了！因爲，她的身體已經被貼上高血壓的「標籤」。這也代表著，**有許多人由於暫時性的高血壓，而吃了一輩子的冤枉藥！**

更何況，有些人有「白袍性的高血壓」或「緊張性高血壓」，看到醫生、護士穿白衣服，拿著聽診器血壓計，就開始緊張，量出的數字當然高，這都是暫時的現象。

對病貼標籤，會讓病定型下來！如果覺察到身體不適，先不要恐慌，想著自己是不是感冒、血壓高等等；**要把所有疾病，都當成現象來看待**。我也會生病，會發燒，甚至拉肚子，但我都透過這樣的方式讓病好起來。

人只要一被貼標籤，就被固定了；被貼標籤的人，就跟著標籤走。一個孩子若被貼上「壞小孩」的標籤，十之八九會變成問題孩子！因爲，都被認定是個壞孩子了，爲什麼還要當好小孩呢！疾病也是同樣的道理。

身心靈觀念使用**疏導**方式，讓能量有出口，不是壓抑症狀。不會因爲血壓高，就只用藥物來壓低血壓，它是從能量疏導來作思考。

人的身心靈擁有很大的彈性，這是整體配套措施的一部分。不管是高血壓還是中風，都不是單純血壓高的問題，而是人的整體系統已經失去了彈性；和少鹽、少糖、少脂肪及飲食沒有絕對關係，只有相對的因子。因此，我常對許多朋友說：「你沒有高血壓，若有也可以把它變成沒有。」

◀飲食的控制來自於恐懼

我們對心血管疾病的預防，初步都是透過抽血檢查。看過檢驗報告後，醫生可能會告訴你：「膽固醇過高喔！若超過240可能要考慮服藥！三酸甘油脂有偏高現象……」

在中風的防治上，醫學界常強調要嚴格控制血壓，也建議人們要多運動、少吃鹽以預防高血壓。所以，我們從早期的高級食鹽變成低納鹽，現在則提倡多運動，少脂肪，尤其不要使用動物性油脂。

許多子女非常關心父母親的健康，時時注意長者的飲食習慣。常可聽見子女對父母親的叮嚀：這個不能吃、那個不能碰；吃了會中風、高血壓、高血糖，甚至得癌症。

殊不知，**這出於愛與關心的舉動，已經形成負面的催眠指令**。父母活在隨時擔心自己會生病的恐懼中，而且子女和父母的關係，也會在無形中慢慢變差——父母接受到重重限制和無形恐嚇，連吃都不能好好吃，人還能活得快樂嗎？

醫學論點有它的來龍去脈，但大家所接收到的醫學資訊，很多都只停留在表層。北歐的心血管疾病是全球最嚴重的地區，在芬蘭曾做過一個大型的醫療研究：受測者分爲三組，一組嚴格控制飲食、一組中度控制飲食、一組完全不控制飲食。得出的結果卻是，嚴格控制飲食的受測者，死於心血管疾病的比例最高。

爲什麼會這樣呢？因爲嚴格控制飲食那組，最後會發現，人活著沒什麼意思。所有飲食都被限制，什麼都不能吃，這樣活著還有什麼樂趣可言！且**愈嚴格控制飲食的人，背後恐懼的能量愈大**：他們對食物攝取與健康之間的影響，懷有極大的恐懼感。

快樂的人活得長壽又健康！愈嚴格控制飲食及預防疾病的人，反而活不久。**恐懼對一個人身心的殺傷力，絕對比不良飲食大一百萬倍！**

◀對健康失去信心是最大的殺手

真正危害現代人類健康最大的殺手是：民眾已經對健康失去信心。而非大家以爲的農藥、油煙、化學物、致癌物質！

我們都知道對婚姻失去信心，婚姻最終會失敗；對事業失去信心，就不會成功；對人生失去信心，也活不下去。因此，我們要走的是身心靈健康理念！對於健康的信心上，尤其要加強。

排除對健康不信任的信念，比再多的預防醫學還有效果。人如果對健康失去信心，免疫系統就會崩潰，所有的疾病都會出現，再好的醫療也無效！

身體健康最大的秘訣，就是找回對身體的信心及信任。

我常講：「很多得癌症的人是被癌症嚇死，而不是眞的因癌症死亡。」有個奇怪卻常見的現象——有些人在得到癌症後很快過世；但是，也有人沒那麼悲觀，則活了好幾年才離開。因爲人一生病，對健康馬上失去信心，失去信心的身體就會一路走下坡。

現代人對身體失去信心，可是對醫學和醫生彷彿很有信心。然而，**醫學是外在的力量，真正的力量一定是從內心找出來的**；當信心是由外在建立起來時，一旦對醫學或醫生產生不信任或醫學宣佈無藥可醫，就只能任由疾病宰割。

ＳＡＲＳ爲什麼可怕？可怕的不是這個病毒，而是醫學界對其束手無策，是信心崩潰的可怕。在早期，天花也非常嚇人，可是現在有治療的方法，就不再那麼讓人驚恐！所以眞正可怕的是，人無法建立自己的信心，又沒有辦法從醫學界找到信心。

人的內心一旦對生命有了信心，縱使對醫學失望，依然可以重建自己的身心健康；有了信心，一定能找回健康。我們可以對外在的神、佛、醫學失去信心，卻不能對內在的神性、內我、自己的生命失去信心，因爲那是我們本自俱足的能量。

我想強化大家的信心，不是對醫學、醫藥的信心，而是對自己的信心。**信任身體天生就有自我療癒的能力**，我們要學的是如何啓動這個力量，信任身體有尚未開發出來的智慧與潛能，而不是只靠著外在的醫療手法恢復健康。我們一定要建立這樣的概念，如果有一天求助無門的時候，才不會恐慌崩潰。

我有位個案，在健康檢查時意外發現自己已經肺癌末期，醫生判斷他只剩三個月的生命。兩年過去了，他不但活著，還活得很好；再回去檢查，癌細胞都不見了。

身心靈的道路，是讓各位重新認識那古老的智慧和傳承。而不是一味依賴外在的科技。如果自己沒有辦法找到信心，任何人都沒有辦法幫助你。

◀沒有彈性的思想會讓血管硬化

有位年約五十歲的未婚女性，因爲突然的中風，在親人的建議下來到我的診間。她的親人告訴我，她獨自經營一家五金行，脾氣不是很好。讓我覺得訝異的是，她沒有任何高血壓病史；在一般人的認知中，中風的人通常有高血壓病史，並且長期服藥。

「妳是不是個性很急的人，連稍微等一下都不行？」遇到這類病人，我都會這樣問他們，「是不是常發脾氣，且樣樣事情都要別人聽妳的，當別人不聽的時候，妳就會生氣？」得到的答案往往都是肯定的，因爲很多高血壓、中風的人，都有一種性格形態——個性急，而且很容易發脾氣。

人有所謂的自律神經，它會影響整個心血管系統，又分爲長期因素和短期因素。所謂長期因素，醫學界的說法爲膽固醇、三酸甘油脂、高血壓、動脈硬化及血管阻塞等；但身心靈的原因並非如此簡單，而是一個人生命愈接近中老年的時候，快樂因子愈少，愈缺乏彈性的狀況。

我常講，一個人的思考如果缺乏彈性，每天的生活沒變化，起床、工作、吃飯、睡覺，都是一板一眼，毫無變化，代表這個人沒有成長，且有固執的一面。**人的頭腦變得固執的同時，血管就會開始硬化**。因爲血管的彈性，代表一個人生命的彈力。彈力就像一顆充氣飽滿的球，丟下去，可以彈起來。一個生命沒有彈性的人，做事就不會變通，他人不照自己的意思就生起氣來；個性急躁，任何事要馬上處理，也容易造成自律神經的亢奮，因而失眠，心血管也容易出問題。尤其年紀愈大，固執和執著面愈容易顯現出來。

而心血管疾病在於整套系統出了問題，若只想靠血管繞道手術或放支架解決，是行不通的。就像冠狀動脈手術，它是一種心臟血管繞道的手術，這條血管不通，就把另外一條接過來，像替代道路一樣。我們都知道，開闢再多的道路，若沒有解決塞車的根本問題，交通依然無法改善。而我們所學的身心靈概念，就是讓整個系統脫胎換骨。

有時候，長期因素會造成心血管疾病，包括動脈硬化，即動脈管壁的狹窄硬化。血管的彈性問題，用橡皮筋來比喻最貼切：橡皮筋放太久會彈性疲乏，一拉就斷，新的橡皮筋怎麼拉都很有彈性；花園裡的橡膠水管若長期曝曬在太陽下，也會變得脆硬，容易因外力裂開。我們的血管也是同樣狀況。

但是人的血管不是水管，人動脈的管壁不是橡皮筋，意思就是說，它是可改變的，並不會因年紀愈大，血管一定會脆硬，失去彈性。這就是身心靈很重要的觀念，**透過修持和整個心念的改變，我們的肉體會跟著變化**，甚至到八、九十歲，血管仍能和年輕人一樣有彈性！

簡而言之，人若有顆年輕的心，即使年紀大了，心靈能量仍是不斷流動的，而肉體能量就是來自心靈。就像水一樣，若能流動就是活水；身體處於活水狀態，怎麼可能中風？怎麼可能高血壓呢？

讓心靈能量像活水

如果讓我們的心靈能量像活水，活水養的魚和死水養的魚絕對不一樣。有人在高山上用泉水來養鱒魚，後來也用同樣的水養吳郭魚，結果養出來的吳郭魚鮮美程度可拿來做生魚片。

人的心靈如果可以像活水，整個系統從心臟到主動脈都可以流動，那麼造成血管疾病的膽固醇和三酸甘油脂都不是問題，眞正關鍵在於生活有沒有失去彈性、人有沒有生命的活力。

人會愈活愈不快樂，是因爲能量已經停止流動。我四十多歲了，仍充滿活力和熱情，即使到了七十歲，相信自己也是如此。人生就是要變化，像活水般流動；如果心靈能量夠充沛，代謝自然會正常。

卡通《櫻桃小丸子》裡的爺爺，就是一個很好的例子。他總是傻傻地，卻笨得很可愛，任何小事在他的眼裡看來，都會變得很有趣！

生活方式的改變，能改善長期性的心血管老化問題。因爲生命能量已經不同，人可以活到很老依然很健康。最重要的是，人一定要活到老動到老、活到老學到老。

許醫師聊天室

問：假設自己或是家人已經被診斷出高血壓，且固定在吃藥了，該怎麼辦？

答：首先，打破「得到高血壓就必須終生服藥」觀念。要相信高血壓是可逆轉的，如果想要這個病好起來，必須去面對它、承認它，但是把它當作現象。就像一片烏雲飄過來，雖然會下雨，卻不會下一輩子。

身體是有彈性的，會自我療癒。只從飲食、運動和吃藥改善，不是治本方法。我們必須開始調整生活形態，改變整個人生觀，用不同心態看未來。把得到高血壓這件事當作現象。一旦它是現象，就會改變，血壓高的現象會隨之改善。

除此之外，還必須把內在眞正的焦慮找出來。短期治療目標鎖定在「改善」焦慮，長期治療目標則是「整個生命態度和生活形態的改變」。重新找回童心，改變刻板生活方式，藉著學習讓自己進步。只要從這幾個面向去著手，沒有好不起來的病。

身心靈的道路上有太多不可思議的現象！然而，所有不可思議的力量，統統來自於自己的內在，那是人們還沒有認識及開發的潛能。

我們要重新尋回對健康的信心。若有了信心，恐慌和焦慮會減少，自主神經的亢奮會消失。心若安了，生命就會開闊，且能看到更多的可能性。

許醫師給高血壓、中風病人的小提醒

如果你是高血壓或中過風的患者，你要問自己一個很內心的問題，比如在工作上、生活中，親密關係、親子互動當中，有沒有很多的壓抑、讓步、妥協或憤怒能量的無奈累積。舉個例子，比如另一半的個性較強勢，地位、收入比你高，結果生活上你必須經常壓抑自己的憤怒不滿，表面上彷佛避免了許多衝突，其實內心有很多不能表達的憤怒、恐懼及無力感。

去面對及釋放這些累積的負面情緒能量，因為這就是你生病的主因。

醫學認爲心臟有問題是由於血管病變所造成。以身心靈角度來看，心臟問題是出於一個人沒有讓「心的能量」流動。這樣的人看事情總是不順眼，這個不喜歡，那個讓人難過。當生命的能量沒打開，任何醫療都沒辦法解決心臟疾病的問題，因爲眞正的關鍵在於「心」的精神。

3 心臟病

讓心柔軟下來

心悸不是心臟病

很多人都有過心悸的經驗，突然感覺到心臟砰砰跳，或是不規律跳動，因而擔心自己有心臟方面的問題。許多原因都會造成心悸，例如，早餐沒吃、空腹太久、攝取過多咖啡因、飲酒過量；或者長期服藥者突然停藥、有飲酒習慣者突然不喝酒，都可能有心悸的症狀。然而，心悸並不會讓血壓升高、心跳加快，只會讓人覺得不舒服。

我自己也心悸過，那是某次看診時發生的。當時我要趕下午兩點的飛機到香港，外面還有五個病人候診。一看時間已經十二點，我很怕來不及，整個人開始著急，心臟撲通、撲通猛跳。

很多人的心悸都是類似情況，可能考試快來不及了，車子卻塞在路上動彈不得；要交一份重要報告，電腦卻當機。明明時間很急迫，卻又因爲某件事而耽擱，無法在當下解決，就容易出現心悸現象。

正常的情況下，我們並不會注意到心跳的感覺，除非刻意去量脈搏、用聽診器聽它，或將頭枕在手臂上。如果坐在那裡，突然感覺到心臟砰、砰、砰的跳動，可能就是所謂的心悸。

心悸不能被視爲心臟病，而是神經本身的作用，它與人的焦慮、恐慌、過度亢奮，或情緒不平衡有關。許多恐慌症的病人會去看心臟科，但都找不出病因，頂多有輕度二尖瓣脫垂。這是因爲心悸發作時，我們無法區分是交感神經作用，還是心臟出了問題。

大部分感覺到心臟砰砰跳、心跳急促的人，都不是心臟本身的疾病，而是自主神經對心臟的影響。自主神經裡的交感神經讓心跳速度增加；副交感神經讓心跳速度減慢。而腸胃裡的交感神經則與之相反。例如，要參加賽跑，心臟速度要增加、腸胃蠕動則要減少。

身體有其奧妙的平衡，當神經系統亢奮的時候，有些地方會加強，有些地方會減弱。當交感神經作用的時候，血壓會上升，整個瞳孔也會放大，讓整個人處於亢奮狀態。

所以很多心悸的問題，可能是體內因素造成的；也許太勞累，最近壓力太大、緊張過度，經常趕時間，潛意識害怕能量的累積，白天活動過度，一躺下來心臟仍是砰砰跳，這是由於人還處於興奮狀態；有些人在生理期前也會有類似狀況。

找回自己的力量，從不依賴藥物開始

有些人擔心重要時刻會過度緊張，而使用抗焦慮的鎮定劑讓神經舒緩下來。身心靈治療法認爲，**只有當我們愈不依賴藥物，才能找到自己的力量！**

在賽斯觀念裡，身體天生是健康的，病痛是爲了某些教育意義而產生。人只有在生病時，才會停下腳步，好好省視自己的生活；病痛會讓人看到內在被壓抑的自己。

當我們不去藉由身體「不適」來看見「自己」，就使用藥物而越過覺察內在價值的機會，是很難眞正將疾病的起因根除。

我並不是要大家生病不能吃藥，但必須有一個觀念：藥吃得愈少，身體會愈健康。以生理上的角度而言，過多藥物會干擾身體自然的過程，尤其是所謂自然死亡的過程。

自然死亡，是我們的身體、器官功能損壞到某種程度時，靈魂和肉體完成自然分離的過程。它是一種壽終正寢。

無論是因爲生病，或多重器官衰竭造成生理現象減退時，我會建議使用愈少的藥物愈好。仔細觀察，在醫院中使用大劑量藥物的病人，常是活得很痛苦，又死不了的人。當藥物用得少，反而會完成靈魂和肉體自然脫離的過程。

我們的靈魂和肉體在結合時就已訂下契約：當肉體在塵世中使用到極限，肉體和靈魂會在某個時刻解約。如果契約解除順利，這個靈魂會在被祝福的情況下，帶著喜悅離開肉體。這對往生者來說是一種福氣。

如果我們使用大量的藥物，會妨礙自然分離的過程，反而讓靈魂離開肉體的過程不順遂。雖然看似痛苦被減低，對病人來說卻是一種折磨。所以我常講，終其一生藥吃得愈少，人愈好走；生命走到盡頭，但求一個好死。

我常打一個比喻，當孩子每次遇到困難，父母親就跳出來幫忙解決，這個孩子就沒機會培養自己的能力，身體也是同樣的道理。

人體有其慣性，當病痛都是靠醫藥解決時，身體只會愈來愈虛弱，最後會變成「藥物依賴」症。就像安眠藥使用到最後，會變成一種心理上的依賴。藥物依賴會讓人有「不吃藥、病不會好」的信念，到最後會變成大小病都需要靠吃藥才會好的治病模式。

早些年，人們沒有正確的用藥觀念，認為效果快，才是好藥。許多醫生因此在藥物裡添加類固醇，只要吃個一、兩包，症狀馬上好轉。殊不知這些快速有效的藥物，反而將體質整個破壞了；身體只能靠更強的藥物來面對下次生病，形成一種惡性循環。

抗生素的使用也有同樣問題，每當細菌進來，都靠抗生素解決，身體會失去抵抗力。這也是當年ＳＡＲＳ席捲全台時，許多人無力抵抗病菌的原因之一。要知道，看似愈有效的藥，對身體的傷害也可能愈大。

很多老人家一天不吃藥，就全身不對勁，整個房間擺滿各式各樣的藥，多到可以開藥房。沒有健康的人生，又怎麼會快樂呢？因此大家必須讓身心靈開始成長，了解當身體進入平衡狀態，免疫力和療癒力自然會產生。

我們必須把「生病一定得吃藥」這個觀念改掉！別人感冒吃藥，可能一、兩個禮拜才會好；我們只要一、兩天症狀就會改善，且不需要藥物。試試看，從現在起，激發身體的潛能，小病痛不依賴藥物，讓身體有機會培養實力，展現自我療癒的能力。

治療得從能量疏通著手

心臟病的種類很多，最常見屬冠狀動脈疾病。心臟由心肌構成，就像幫浦般提供全身器官所需的氧氣和血液；可是心臟細胞無法直接從血液中得到養分，必須從主動脈幹延伸出來的冠狀動脈得到氧氣和營養。如果供應心臟的冠狀動脈產生狹窄或阻塞現象，導致心肌損傷而造成的心臟疾病，就稱爲冠狀動脈疾病。

形成冠狀動脈疾病的原因有數個，例如粥狀動脈硬化（動脈硬化）、動脈痙攣、血栓、血管阻塞狹窄等。其中動脈痙攣並不是眞正的心臟病，是一些較敏感的人，在冠狀動脈收縮時會缺氧，產生類似心肌梗塞的毛病。

心肌梗塞的症狀是手腳冰冷、冒冷汗，整個心臟好像被捆住般疼痛；這是因爲神經分佈關係，有時會造成肩膀酸痛。很多憂鬱症的病人，也容易有胸口鬱悶症狀，就像一顆大石頭壓在胸腔上；這與心肌梗塞的急性發作不太一樣，偶也會有皮膚冰冷、冒冷汗的症狀。

動脈硬化，也就是通往心臟的三條冠狀動脈（血管）裡面的管壁變厚了，累積很多雜質，血流過不去。這時人若情緒緊張，或在運動、大餐後，會覺得胸口不舒服，這是心肌缺氧，也是心臟病發作的症狀。這時若在舌下含硝化甘油，會讓冠狀動脈放鬆。

我常做一個有趣的比喻，大家知道當開發原油的油井起火燃燒時，要怎麼滅火嗎？就是置入炸藥讓其爆炸，瞬間空氣中的氧氣會消耗掉，火就滅了。而硝化甘油是一種爆炸力極強的炸藥，即製造火藥的成分；它卻能讓醫學用來作血管擴張的藥。

許多有心臟病的人，通常都很容易發脾氣，這時候使用硝化甘油就等於找一個更強烈的炸藥來對付這個人。想到這點，不禁讓我感嘆人體神奇之處！

醫學認爲心臟有問題是由於血管病變所造成。以身心靈角度來看，心臟問題是出於一個人沒有讓「心的能量」流動。這樣的人看事情總是不順眼，這個不喜歡那個讓人難過。當生命的能量沒打開，任何醫療都沒辦法解決心臟疾病的問題，因爲眞正的關鍵在於「心」的精神。

我常說：「最好的換心手術，救不回一個沒有心要活下去的人！」一個心臟有問題的人，得先找出哪個部分的能量被壓抑了。

而現代西醫治療冠狀動脈疾病的方法，大致分爲藥物治療、介入治療（在血管放入支架，使其擴闊）、外科手術（在心臟外面接外環道疏通血液）。此外，就是飲食控制。「少吃油膩食物」成爲宣導的重點，因爲膽固醇和三酸甘油脂過高會增加心血管阻塞的機率。從身心靈角度來看，這些都是治標不治本的方式。

失望和傷心，才是形成心臟病的兩大因子。心臟是一個人元氣的來源，當這顆心沒有能量，人會愈活愈無力。同樣地，人活得快活，新陳代謝自然會好，膽固醇、三酸甘油脂、血壓等會有能量出口，根本不需要擔心飲食的問題。眞正的防治，是教導人們怎麼活得開心，生活不再只有沉重的心理負擔。

凡事盡力就好

曾有個案來找我，他由於膽固醇過高，必須服用降膽固醇的藥，而這種藥又會傷肝，他因此陷入左右爲難中。讓他不解的是，他已經茹素多年，且有運動的習慣，每天念佛修心，怎麼還會膽固醇過高呢？

我開始問他最近生活上的變化，得知他父親前陣子往生，留了一間精舍給他。因為理念上不同，他前後換了兩個住持，過程並不愉快還搞得烏煙瘴氣，最後只能自己接下來。原是建設公司經理的他，根本不懂這些宗教禮儀之事，多方問來的意見都不同，把他搞得一個頭兩個大，整個人幾近崩潰！禮佛之事已成為他很大的負擔。

在過去，膽固醇是很多人類所渴望的，只有營養的食物才能增加膽固醇。而且**人體主要的膽固醇不是吃進去的，是肝臟自己製造的**。脂肪是形成人類細胞膜主要的成分，如果細胞膜或是保護細胞的脂肪不夠，人容易得癌症。所以從生理的角度而言，膽固醇是種高能量。這樣的高能量為什麼會累積在身體出不去？

從身心靈角度來看這件事就可清楚知道，這位個案先前的膽固醇都很正常，近來才開始出現過高現象，這和他的心理負擔有很大關係。原先工作就很忙碌的他，又多了一項「佛事」，他要操心的事更多，生命的能量也就阻塞了。

我告訴他：「**拜佛、供佛、學佛，任何的宗教都是要讓人心安的。當你走進佛寺，要有一個心態——你怎麼做都是對的。**」

佛祖並不會因爲鮮花該擺右邊卻放到左邊而生氣，也不會因爲弄錯供佛的日期給予懲罰。當我們愈學佛卻愈害怕那些儀式出錯，心裡忐忑不安，這樣的精神完全錯誤！**很多人不是在學佛，是在自找麻煩**。整天那個戒律、這個因果，把自己搞得神經兮兮，反而失去了修行的本意。只有保持自然態度，不被世俗禮儀綑綁，才能擁有眞正學佛的心！

試問，生命是何時開始成爲一種負擔？並不是身體、飲食出了問題，讓疾病成爲生命的負擔。是心靈的負擔先產生，身體的負擔才出現。

什麼是心靈的負擔？同事丟了一件你不想處理的工作，又拒絕不了，只能邊做邊怨嘆，自己爲什麼要活得這麼辛苦，覺得整個世界都對不起自己！

每天張開眼想到的是，今天哪個部門要開會、要完成什麼進度、要打掃家裡、要處理三餐等等。當我們每天過的生活不是發揮生命的熱情，而是一種壓力時，心靈的負擔自然沉重，人也活得不開心。

我讓這位個案了解，他的膽固醇過高和飲食、運動沒什麼直接關係，而是和心理有關。並建議他從現在開始，去做一些讓自己感覺快樂的事情！去做眞正想做的，而不是應該做的！至於精舍，無論是賣掉，或者找個人全權管理皆可；甚至哪天退休了，想自己接手走修行道路都行。重點是，把它當作一件有趣的事情來做！佛祖的臉髒了，就幫祂擦個臉；想度個假，就向佛祖說一聲，雲遊四海去。

易經中有一句話叫做「動則得咎」，意指「只要選擇做事情，就會有得失」。但是這句話背後更大的涵義是，**當我們做某件事，必定會面對其中的挑戰與冒險，但也會從中得到人生的體驗**。每件事都有其正反兩面，但見我們選擇去看哪一面。

有些操煩孫子行爲而擔心不已的爺爺、奶奶們前來求助，我都會告訴他們：孫子是來逗你笑、陪你玩，不是來讓你煩惱的！帶孫子的目的是爲了讓自己開心，教育則是父母的責任。只要沒有讓孫子餓著、冷到，其他順其自然就好！

我們總是有太多對人生、事業、孩子等的期望；而心臟病的人常常是期望愈大，失望愈大，心也傷很大——傷心、難過、灰心、死心，當心有千千結，個個解不開時，心的能量就阻塞；這時膽固醇、三酸甘油脂才眞正傷害到我們的心，讓血管也阻塞了。

因此，無論哪一種宗教所要帶給人們的，都是歡喜自在的心，縱使我們做得不好，只要知錯能改，就無需自責、擔心因果報應，這才是修行的根本。面對事情，轉個念，凡事盡力就好，歡喜做、甘願受，自然不會有心靈負擔。

◀學習放下、讓心柔軟下來

賽斯說過，很多有心臟病的人，心通常是不平靜的。仔細觀察，有多少東西會讓心有所罣礙？又為什麼男人最容易有心臟病？

有個笑話是這樣的：孩子打電話回家，電話一通，「爸爸你好，媽媽在不在？」爸爸成了接線生，孩子要找的永遠不是他。

很多男人的心是寂寞的，他不和太太溝通，與孩子講沒幾句話就動怒。他總想著，為什麼沒有人要理他；卻沒想過是自己不理人又脾氣差，還整天擺著架子讓人不敢靠近。面對這樣的生活，他很痛苦，落寞的心伴隨而來的是心臟病發作。

心臟是所有器官裡反應最快的，會立刻反應出我們的情緒；相對的，心境也會影響心臟。一個人的心臟如果要健康，心輪的能量就要打開；能量開了，從心臟的冠狀動脈到它的肌肉，到整個血壓、瓣膜、主動脈和小動脈，都會很健康。因為，整個心臟都接收到身心靈能量和活力的供應了。

我們的血管，不只是提供血液流動，更是情感的河道。想像全身有多少的血液流動著，我們的情感就多更多。當這些生命的情感被太多煩惱、無力感佔據時，人的能量自然會被影響。

有些貧血的人不是眞的貧血，是生命的能量流動不夠；有些容易頭暈目眩，是由於生命的無力感在作用。這就是爲什麼運動可以提昇肌力，改善貧血——運動是一種力量的呈現，就像大喊、大叫，也是一種力量。

用這個角度來解釋，當流動在冠狀動脈裡的內在情感與愛不足時，血管就塞住了。整個生命愛的能量不夠，這個人會活得很孤獨。

賽斯建議有心臟病的人養一隻寵物，每天幫牠刷毛、帶牠散步、陪牠玩遊戲。而現代也有愈來愈多的報導指出，動物的陪伴，有助於身心健康。這是因爲，與動物的互動中，人的情感開始流動了。

光想像一人一狗彼此陪伴、互相照顧的畫面，感覺就很溫馨。當我們對生命的感動出來了，情感流動就會增加，血管自然會通。以狗爲例，大家都知道狗是人類最忠實的朋友。我們會對伴侶灰心、對孩子失望，甚至放棄自己。可是我們的愛犬，永遠不會放棄主人；我們可以對著牠笑、對牠哭，和牠說心理的秘密而不用擔心被背叛；牠只會搖著尾巴，用眞摯的眼神忠實地陪伴在你身旁。

養隻寵物對於有心臟疾病的人來說，是個很好的選擇，比做任何藥物治療或心臟移植手術有效。牠能喚回人們柔軟的那顆心，讓情感再度流動。

賽斯說過：「如果我們找到每一個疾病背後的信念和心態，只要把罣礙改變，讓心態調整，我們的心境和能量會在瞬間開始提升。」

同樣一個身體，心境滿是陽光時，我們走路是輕快的；當生命充滿苦難和負擔時，每一步都像千斤般，肩膀沉重得幾乎壓彎了腰。

我們的心臟全年無休不停地跳動，它允諾身體健康的活到老；我們卻用沉重的枷鎖回報我們的心，讓它像老牛拖車般喘不過氣來。這就是心臟無力的主要原因。

想像一個掛滿沙袋，燃燒中的熱汽球；當我們將沙袋解開的瞬間，熱汽球馬上一飛沖天。若熱汽球想往上飛，沙袋又沉甸甸拉著它，燃料燒盡時，汽球也隨之坍塌。

罣礙就像那些沙袋，每一包都有自己的名字；害怕治安不好、擔心孩子將來沒前途、煩惱退休金不夠用……多不可數的罣礙綁著我們的心，讓它不得輕鬆，直到心臟衰竭爲止。

我們的心臟疾病都是這樣來的。總是在擔心東、擔心西，擔心未來還沒發生的事情。擔心這麼多，事情就能解決嗎？擔心到最後，連心都承受不了！

身心靈的學習，就是將罣礙一個個解開：孩子一定不能離婚嗎？只要小倆口清楚知道自己要的是什麼，離婚又怎樣！公司積弱不振，天天抱怨心煩有用嗎？要不跳槽，要不就在混亂中找到工作的樂趣。

生命是一種喜悅，是來讓我們學習的，不是把生活的一切當作負擔。當我們可以把熱汽球上的罣礙拿掉，即使是五、六十歲有心臟病的人，都可以恢復到二、三十歲健康的心臟，而且不一定要開刀治療。

在身心靈的修行中，最大的能量是愛。當我們把心胸敞開，開始人與人之間的情感交流，讓生命回到原點，心臟的能量就會源源不絕。

◀轉念總比賭氣好

爲什麼心臟的能量會受影響？舉例來說，假設我有個女兒，我希望她讀什麼科系、在哪裡工作、選什麼樣的對象交往都照我的建議。可是她偏偏不領情，就是要嫁給一個我看不順眼的傢伙！面對我最疼愛的女兒這樣做，我的心都寒了。過沒多久，醫生就會宣佈我有心臟病，三條血管塞了兩條，要開刀治療。

許多人經歷了這樣的過程，卻不知道造成心臟疾病的始末原由。這些人只知道，「我愛我的孩子，也希望他們幸福，可是孩子卻不聽我的話！」

我常說：「愛我們的孩子，是希望他走你認為比較好的道路，還是他喜歡的路？」其實愛到最後，只有一句：高興就好！

我們總以為，愛就是對方按照自己的期待！我愛你，所以你必須照我的話去做，因為這是為你好。為對方著想的確是出於一種愛，但愛不只是這樣，愛也包含了解、接納、尊重及給對方自由。

我常奉勸為人父母者，年輕人有自己的想法，怎麼做，他高興就好；讓他們為自己的決定負責，父母只要放寬心，不需要管太多。

面對女兒堅持要嫁給自己不喜歡的對象，當然會傷心。但是我們有需要硬起心腸將女兒趕出門，要她如果選擇那個男人，就永遠不要回來嗎？當我們的心一橫，切斷了親子關係的同時，也傷到了自己的心；女兒將來若過得不幸福，也不敢離婚，寧可選擇在外流浪，也不敢回家。這樣的結果，對彼此都是傷害。

我們要學著將心放軟，學習放下，並告訴女兒：「雖然我們不喜歡這個男人，但還是祝福你們的婚姻。假設有一天，妳真的不快樂，不要覺得離開他是不對的。回到家來，我們永遠接納妳。」留一盞燈讓她回來，讓她有個退路。這就是我們所能做的最大支持！

人千萬不要賭一口氣，尤其是對親近、所愛的人。愈是所愛的人，愈要學著放下執著，各讓一步。讓步一點也不可恥，讓步不代表在關係中居下位，反而是一種更大的愛與包容。

我也曾忤逆過父母，還讓媽媽因此落淚。當時正值國中叛逆時期，血氣方剛的我和媽媽吵架，她傷心得躲在房裡哭。我就跪在房門前向媽媽道歉，對她說：「媽媽，對不起！剛才我不是故意的。」

人不要和愛作對，有時候因愛讓步，反而是更大的勇氣。對方劈腿、外遇，明明氣得要死，也別衝動行事、做出傷害自己與對方的行爲。

把心放軟一點，讓路給愛。這是一種智慧，全世界沒有什麼比愛更大。

我們的前總統李登輝先生因爲心臟血管阻塞，前後放了十餘支血管支架。從某個角度來講，身爲一位領導者，有時候必須讓自己狠心。然而，**人都不喜歡自己對任何人狠心，不管那是不是個很糟糕、很壞的人，當人狠心的時候，受傷最重的是自己**。

人本爲善，我們最恨的敵人其實也是我們最愛的人。對敵人仁慈，也是對自己仁慈。因對方的過錯而氣到沒命，一點意義也沒有。心臟疾病也是同樣的道理，需要那麼在意嗎？還是在跟自己過不去呢？

生命就是要活得自在，年紀愈大，愈要圓融有智慧，讓自己從解脫中修行。而所謂的解脫，就是放下固執的個性，享受生命，不用重重的限制自我制約。

曾有個案告訴我，他們是醫生世家，在地方上享有聲望，一舉一動都要特別注意。也因爲這個身分，讓她活得很拘束，碰到事情不敢向人求助，就怕讓別人笑話！

大家會發現，很多煩惱都是困在我們的執著。事情一定要這樣發展嗎？賽斯心法有一句話：「我創造我自己的實相！」

我怎麼想，我的人生就怎麼發生，我的思想創造了我的人生。當思想愈執著，人生就到處是限制。這個不行、那個不通，最後就會無路可走。

一個讓我們苦惱的念頭產生時，不妨問問自己：「我一定要這樣想嗎？不這樣想又會怎麼樣呢？」

當觀念一變、念頭一轉，整個人會有種海闊天空的自在感！思想開闊了，心也開闊起來了。

大家在生活上遇到痛苦時，要記得兩個原則：

第一，讓愛的能量流動。想哭就哭，讓情感宣洩，將心中的感受表達出來。

第二，將人生道路上的罣礙放下。

很多的衝突都在於彼此的堅持與互不相讓。身心靈的修行就像放掉熱汽球的沙袋，一個一個慢慢放，調整好人生的方向，朝著自在的方向飛去。當我們漸漸達到這樣的心情，會愈老愈健康，也將發現，整個世界都因此而改變。

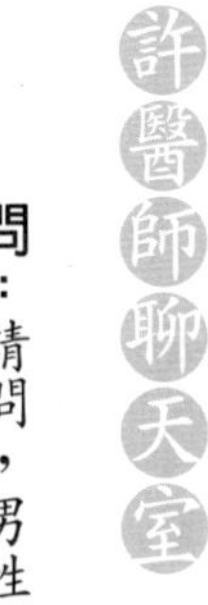

問：請問，男性長輩年紀大後，爲什麼容易出現攝護腺的問題？

答：攝護腺問題是一個男人年紀變大、自我價值逐漸失落的過程。當他無法調適、重新找到定位，就容易發生攝護腺腫大和攝護腺癌的問題。這也是男人進入中、老年後，無法由陽轉陰的副作用。

我有一位攝護腺癌的病人，他告訴我。退休之前的他是如何有男性雄風，既有錢又有地位，身邊的人都想和他套交情。

退休之後，這些光榮就成了往事。可是他仍懷念過去呼風喚雨的日子，每次和女兒吵架，就把當年勇搬出來說嘴。結果女兒一句：「爸爸，那已經是退休前的事了。」就堵住他的嘴，讓他氣得說不出話來！

很多中、高階軍官退伍的男人，生活上常有適應不良的狀況，那是因爲沒有找到生命下個階段的轉型。

生命唯一不變的就是變！不變就會生病。所以攝護腺的問題，是一個男人面對其男性雄風、權勢、地位不斷下滑的結果。任何人的生命都要找到出口，即使是國家元首也不例外。也許以前的自己是從事業、身分、名利找到出口，但退休之後，人必須找另一個出口來展現生命能量。

每個人的生命於各個階段都在轉型，就像很多媽媽在孩子長大後，必須找到自己生命的重心，開始爲自己而活。

我告訴那位攝護腺癌的個案，從現在起要轉變生活的重心了！他不可以再執著於社會的名利和地位，要開始認識自己的靈魂。人的中、老年期是發展靈性的時候，不能再用外在條件、身分來肯定自己。

開始問自己：人爲什麼要活著？人死後又會到那裡？唯有從內在修爲擴展身心靈觀念，才是靈魂下一階段成長的開始。

許醫師給心臟病患者的小提醒

你是否對自己的人生，對自己很在乎的人事物，有種「心灰意冷」的感覺？就是這種不斷累積的負能量，令你心肌缺氧或心臟衰竭。如果你想要不藥而癒，就要趕快清除這樣的負能量，找個心理治療師或心靈輔導師，將內在心痛的感覺傾訴出來，然後再度的對人生、愛情、親情、工作或未來「有心了」。重新成為「有心人」，將令你的心臟恢復健康！

如果你是個生活的奴隸，就會得慢性病；如果你是個自由人，則能讓日常生活左右逢源，還有時間、空間追求生命中的光與熱。

4 糖尿病

不要停止快樂

如果你是個生活的奴隸，就會得慢性病；如果你是個自由人，則能讓日常生活左右逢源，還有時間、空間追求生命中的光與熱。

研究疾病與身心靈之間的關係多年，對於糖尿病，我有一種深刻的體會。很多糖尿患者的內心世界單調、枯燥又無聊，他們是一群不快樂的人！在他們身上看不到熱情的火花，生活不過是日覆一日，就像困在牢籠般，被生命的枷鎖緊緊鎖住。

◀糖尿病是靈魂的慢性憂鬱

我們吃的食物被消化、吸收，轉化爲葡萄糖等單糖後，透過微血管壁進到細胞，細胞再進行氧化活動產生能量。人的血糖本該很正常，爲什麼會出現血糖無法從血液進入細胞，而留在血液裡導致高血糖，形成糖尿病呢？

中國人稱糖尿病為消渴症，吃多、喝多、尿多，可是人卻瘦了下來。當血糖在細胞外流過，細胞卻說：「我懶得吃你。」這是因為**細胞得了憂鬱症**。

憂鬱症最初症狀是：沒胃口、心情差、不想動。細胞有了憂鬱症，它懶洋洋的，不想動、不想吃，就像一種慢性疲勞。當食物進入腸胃，消化為糖體進入血管後，細胞卻不吸收；糖分只能繼續留在血管，血糖自然高起來。

當我們困在一個不快樂的生活模式，每天都不開心，細胞又怎麼會快樂呢！細胞不開心，自然也沒食慾。身心靈的治療方向在於化解靈魂的憂鬱，重新賦予靈魂活力，找出如何從心靈觀點根治糖尿病的方法。只有從這個層面探討，才能夠眞正治療糖尿病。

糖尿病患者，通常是不快樂的一群人；在這之中，有些又屬中下的勞動階級。每天眼睛張開，就是在外辛苦奔波，只為了養活一家老小。生活沒有樂趣，也沒有休閒，無論再累都不能停下來，抑鬱慢慢在他們的生命中累積。

當內心沒有得到眞正的喜悅和滿足，靈魂中的負面能量會造成現今社會普遍見到的文明病：尿酸高、膽固醇高、三酸甘油脂高、血糖高。

因爲靈魂的能量沒有出口，血糖、膽固醇、三酸甘油脂才會開始累積。當人找到生命喜悅的方向，有了奮鬥的目標，所有累積起來的營養素就會被燃燒掉。

如果每天等在眼前的，都是不喜歡的事，卻不得不做時，即使動到流汗，營養素也無法燃燒——因爲沒有生命的熱情當燃料。

換句話說，**糖尿病這個疾病，代表的是細胞的慢性鬱悶！**慢性鬱悶是對生活很深的無奈，直到某天離開人世。糖尿病可說是一種慢性自殺！

傳統的教育要人勤奮追求外在的名與利，或擔負起生活苦難的責任，才有價值；卻很少鼓勵人們活出眞正的自己，追求眞正的快樂。我們不知道怎樣開創新的未來，從出生開始，就是照著社會規範的腳步，按部就班往前進。偶爾想脫序演出，讓自己快樂一下，還會出現「快樂的罪惡感」，絲毫不敢放鬆。因此，下一步，又如何？不就如此而已！

由此，我更要求生病的人要離苦得樂！如果生病只是讓自己活得更苦，人就會提早和世界揮別。**活得下來的人，通常是比生病前過得快樂的人**。這是宇宙不變的定律。

很多病人告訴我，他們想趕快復原，好回到過去的生活。我總是送給他們一句話：「本末倒置！」

因爲過去的生活方式，才讓人生病；再回到一模一樣的生活，就算病好了也會再復發，讓健康惡化得更快。身心靈整體的健康才是復原的關鍵，我希望大家建立起身心靈療癒爲主，醫學治療爲輔的正確觀念。

聽起來雖不科學，卻是最實在的。最科學的東西，有時候是最迷信的。科學只能驗證能測量到的因子；可是，愛一斤多少錢？快樂又有多重？讓人擁有一公斤的黃金，就眞能擁有一公斤的快樂嗎？這些都是科學無法衡量的。

想解決因歲月而形成的慢性病，只有一個辦法：開始改變生活模式，進入身心靈觀念的學習。治病得先從心著手，當思考方式改變了，病才會眞正痊癒。

人不該有慢性病

現代醫學認爲諸多慢性病無法治癒，只能控制，其中包含糖尿病！然而，在賽斯思想中，沒有「慢性病」這回事，所有的慢性病都應該好起來。

每到過年、端午、中秋等節日，營養師會開始宣導大眾，控制飲食、少吃油膩食物，所有健康知識都出來了。說實話，這對健康幫助並不大。一來，健康指數的關鍵不在飲食；二來，嚴格控制飲食對人來說需要相當的意志力，可看不可吃的過程，實在不人道！

當我們的血糖過高，多數人會採取降血糖的動作。若不嚴重，醫生會建議先進行減重治療、飲食治療，並搭配運動；可是人都有惰性，加上吃乃人生一大樂事，常常是兩天打漁、三天曬網，將醫生的話拋至腦後。

主流醫學認為，糖尿病的治療，主要還是藥物治療。糖尿病控制得好，可以終老；控制不好，就要改用皮下注射胰島素。更進者，可能因血管、周邊神經病變，必須截肢，或者影響到視網膜血管病變而失明；甚至影響到腎臟，到末期就需要洗腎。而這些治療方式都只能控制，無法根治。更不用說，降血糖的藥會不會傷身了！

我臨床上有一位個案，他因為膽固醇過高必須服藥而出現恐慌症狀。他擔心降膽固醇的藥會傷害肝功能，又擔心不服藥將來會血管阻塞導致冠狀動脈疾病，甚至中風。

這類煩惱，常出現在病人身上，尤其是乳癌患者，擔心做預防乳癌復發的治療，卻可能造成子宮內膜癌。我的個案每天活在不安中，吃素且勤於運動；然而，只要擔驚受怕的心還在，多少養生哲學、運動和飲食建議都幫不了他。

我常講，醫學是兩面刃，一面很有效的砍疾除病，一面卻是揮向自己。當化療打下去，腫瘤暫時消了，身體細胞也受傷了。症狀雖然解除，身體實質傷害卻難以評估，更不用說那一輩子都不能停藥的痛苦治療過程。

從正統醫學出身的我深深明白，目前醫學的侷限及最缺乏的，就是身心靈健康整體的觀念。治療疾病的過程，必須同時顧及身心靈的完整性。若是一個器官生病，就切除那個器官，到最後，全身上下的器官都會被切光，人當然也活不下去！

疾病的治療並不難，能夠想到長遠且根本的解決之道，才是健康的主要原則。

賽斯心法開宗明義一句話：「就人類身體的本質而言，人根本不應該有慢性病。」

我深深同意這句話。醫學認爲慢性病無法根治，但並非不能治，而是沒找到生病的原因；所有的治療只從物質層面思考，沒有探討內心世界，忽略了所有的病都是由「心」而起，而心病只能心藥醫。

身體是心靈的一面鏡子，我從來沒有發現一個生病的人，內心是眞的快樂且安全沒有壓力的。即使有人這樣告訴我，那也是因缺乏覺察能力而產生的自我欺騙。

快樂等於健康

有個患者告訴我，幾年前他因爲經濟不景氣，就把經營的文具店結束掉，過著每天泡茶、聊天、看報紙的生活；沒想到一年後他得了糖尿病，那年才五十一歲。退休後，看似悠閒的他，內在卻是無奈的；在不上不下的年紀，再創業已沒有勇氣，何況景氣也差，說退休又太早。他的內心並不快樂，便開始了慢性憂鬱症候群。

糖尿病的起因，起於生命深沉的無奈，種種現實的考量，令人無法在現實世界中活出最眞實的自己，最打從內心的快樂。靈魂失去力量，沒有前進的方向，憂愁的內心找不到出口。即使這類患者在得病前看起來很健康，但是他的糖尿病卻是從年輕就種下生病的種子。那時的他，感受不到生命的動力；覺得人活著，就是責任與壓力。直到年紀大了，即使想突破一成不變的模式，也不敢開創新人生了。

由於這樣盡責任的個性，他的身體忠實反映出靈魂的不快樂，靈魂被困住了，活力沒有被燃燒。醫學會告訴大家，這是他體內製造的胰島素品質不良，細胞對胰島素的接受度降低——這都不是眞正的原因！得到糖尿病的人，在被診斷出高血糖之前，在內心已經不快樂很多年了。

曾有人問我健康的定義，我告訴他：「當一個人在生活裡感覺不到快樂，人已經不健康了。」生命本該活在快樂裡，如果很久沒有這種感覺，不管有沒有被診斷出糖尿病，仍是個生病的人。

我所強調的健康，是身心靈整體的健康。如果一個人身體健康，可是活得很痛苦，這並不是真正的健康。

賽斯心法最高指導原則是：「我創造我自己的實相。」每個人都擁有創造自己實相的能力，身體也有非常強大的自我療癒力。糖尿病當然可以不靠藥物好起來。醫學和醫生本該幫助大家開啓自我療癒能力，而不是發明更新的藥物來治療疾病。

眞正的治療來自心念轉換；正向能量能讓全身循環、新陳代謝良好，免疫力增強。治療身體要從心靈著手，無論是慢性病或癌症，只要能打破執著，把握創造實相的觀念，讓自己活在喜悅中，就能得到眞正的健康。

所有的不快樂都是自我設限

有些人告訴我，他們知道要讓心靈快樂，卻不知該怎麼做！在他們詢問的同時，我常發現，他們的臉部線條與最初見面比起來，已經柔軟了許多，整個表情都改變了。

在開始學習、成長後，我們的心會在不知不覺中變化。當你開始問自己，怎麼樣才能快樂？你已經開始朝愈變愈快樂的方向前進了！

而人不快樂，卻不一定會察覺到。可能只是覺得，怎麼煩惱這麼多？痛苦、壓力如此大！卻沒發現整個人已經進入不快樂模式。**人所有的不快樂都是自我設限，因執著而產生的**。執著在那裡？身分、地位、財富、年齡、性別……

有人曾見到我的外表而質疑，一個看似毛頭小夥子的傢伙，真的是社會上有身分地位的醫生嗎？他真的在世界各地推廣身心靈觀念和賽斯心法嗎？

我已經用身體力行的方式告訴大家，這就是快樂！我從來沒有被我的身分、年齡、地位限制過，即使今天我是個國家元首，或是七、八十歲的老爺爺，我還是不變坦率的個性，暢所直言。

年齡是一種執著，靈魂是沒有年齡的。一個八十歲的老人感冒咳嗽，住院一個月；一個八歲的孩子肺炎住院，三天後馬上活蹦亂跳。因爲八歲的孩子沒有執著、沒有年齡的觀念，就是如此自然地與天地能量合而爲一，相信身體天生是健康的。人的天性和宇宙眞理是一體的。可是一個八十歲的人，會顧忌很多。「哎呀！我這樣做會不會打擾到兒子、媳婦？八十歲的人，還和年輕人出去玩，人家會怎麼看我？」

人的生命要和靈魂融合，首先要做的，就是把年齡放下。活到八十歲，也可以有二十歲的心情和活力。不管是家庭主婦、上班族，還是公司的總經理，到最後會發現，病痛、不快樂，都是自己要面對，不管是誰都一樣。

我們之所以不快樂，是因為滿腦子都在煩惱和擔心，太多現實的痛苦和壓力。去做任何好玩的事，退休後到花店、水族館打工也好，嘗試更多新鮮事，生命自然會改變！我常說，只要不是傷天害理的事情，什麼都能做。

人很會自找麻煩，老想些負面的事，加重內心的壓力。有時候人年紀愈大，思想愈是僵化、放不開。例如帶老人家到餐廳吃飯，接下來幾天就會聽到他嫌那個菜太鹹、湯不夠味道、廚師功力不夠；出門度假，抱怨床不好睡、枕頭太高，隔壁很吵。諸如此類的事情一再發生，讓子女和父母的相處變得有心無力。

我自認為自己有個好處，很多人在我身上可以看到「自在」這兩個字。我不會受到很多身分、地位的限制。我認為人最終要和內在自己合而為一。當我們被太多痛苦和煩惱困住時，要**記得回來做自己，做真實的自己，回歸自己內心的真實感受！**做自己不是執著、自私；當人開始回歸自己時，就會放下很多的負擔，靈魂和自我不再有衝突。

自己的靈魂活力被展現，我們愈能夠幫助其他人。就像許多人來看我的門診，不是爲了拿藥，而是來感受我生命的活力！怎麼有個人可以活得如此開心！那是一種生命的創造力。

當個自由人

自由有兩種，第一種自由是逃避得來的自由。持有它的人以爲自己很自由，實則被更大的壓力綑綁著。

第二種自由是全然發自內心的喜悅，自由地做著靈魂層面最想做的事。宇宙的設計非常巧妙，當我們心滿意足完成一件事，即使整個人累癱了，靈魂卻充滿能量。所以，我常說勞動和運動不一樣，因爲心情是完全不同。勞動是辛苦的，拖地、洗碗、清天花板；運動是因著喜歡去做，享受流汗的過程。

不過運動又分爲兩種：表面爲了健康，其實內心是害怕生病或者單純開心去運動。前者的心態是較爲消極，就像美國人是最愛運動的民族，可是也病得一場胡塗——他們帶著很大的恐懼去運動，害怕不運動就會生病；這種運動的方式沒有用，哪天不動了反而更容易病倒。因爲高興，喜悅而去運動，和山上的雲說說話，和昆蟲打打招呼，全身細胞都帶著歡樂的心情舞蹈，人不健康也難！

我們要相信運動會更健康，不運動也會健康！吃有機飲食會更健康，但只要均衡飲食人就會健康。人只要心安，一切都沒問題。

很多人認爲糖尿病、高血壓和遺傳有關，但在賽斯心法中，心念是可以改變體質的。當基因都可以改變時，慢性病當然會好。當有一天，我們建立起快樂的信心，眞的自在、開懷了，於是血糖恢復、血壓下降，人也不用吃藥了。

我們都要**擁有發自內心的自由**，那種自由是：我站在這裡不是因爲我有責任，而是因爲我想站在這裡。即使扮演盡責的母親，也不是因爲沒有選擇，是因爲自己想要當個負責的好媽媽。自由不能靠逃避而來，而是能自由自在做內心眞正想做的事。

◀釋放靈魂的能量，當一個快樂自在的人

什麼是快樂？就是每個當下都能傾聽自己的內心；從憂傷、害怕中轉念，問問自己，事情眞的那麼嚴重嗎？人生不就這麼一回事！

賽斯心法強調「恩寵的狀態」，那是每個人每天都要覺得自己活在宇宙的恩寵中。多鼓勵自己與身旁的夥伴，去做想做的事；只要學會傾聽內心的聲音，生命就會帶領我們走向最佳方向。

很多人見到我滿檔的行程，卻還是活力十足，總忍不住想問一聲：「你不累嗎？」

除了門診時間，我到處推廣身心靈思想，也在各國間往返，當空中飛人。每一場講座下來，全身都是汗水；人當然會累，卻累得很開心。因爲我正在釋放自身能量，講出靈魂最想講的話，做我最喜歡做的事，這就是快樂！

釋放自己的能量，即使想學小豬在泥地裡打滾也未嘗不可！每天都是生命新的開始，每個人都是自由人。即使我們現在是某人的父母、兒女、朋友，甚至是感情中的第三者，在本質上，我們的靈魂都是自由、喜悅的。

當我們能夠照自己的意願去展現靈魂的喜悅，就能擺脫糖尿病的陰影。很多人有足夠的時間，可能是五年、十年，甚至是二十年，用來唱出生命中最想唱的那首歌。別將它浪費在長期的鬱悶中，讓原本可以精采的生活變成慢性病的自殺行爲。一旦掌握生命的喜悅，我們可是連生病的時間都沒有啊！

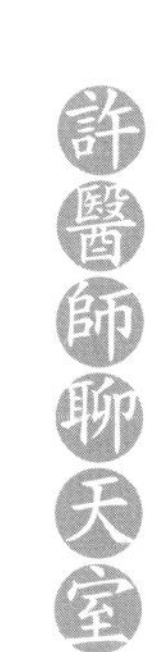

問：請問，除了用快樂的心來保養身體外，在生活習慣上，是否還有其他方法可以讓自己更健康？

答：沒有任何的養生原則比得上這八個字：少量多餐、分段睡眠。

第一，少量多餐（不要吃太飽，不要餓太久）：吃太飽對腸胃和新陳代謝不好；餓太久會傷害身體，也會有消化系統疾病等問題。建議每餐吃六到七分飽，每天吃四至五餐，可因個人狀況來作調整。

第二，分段睡眠（不要睡太久、不要醒太久）：睡太久會讓人頭昏腦鈍，且因爲太久沒活動，會讓骨頭、關節僵化。相對的，清醒時間太長，身上的毒素累積也多，如果沒在短暫睡眠中清除掉，人容易發脾氣，造成身心的不平衡。因此，除了晚上主要睡眠外，中午或傍晚要增加一到兩次小睡。分段睡眠對健康極有幫助，無論生病或沒有生病的人都是非常重要的身體保養，還能達到身心平衡、改善注意力不集中及情緒不穩的現象。

許醫師給糖尿病患者的小提醒

首先你得心平氣和的問自己，這幾年在生活及心情上是否有很多的無奈及無力感？在工作、家庭或親密關係中，是否有很多感覺的壓抑、妥協及讓步？這是你發自內心喜歡的、想做的工作嗎？還是外在現實因素的考量較多？這是你真正想做的自己嗎？這是你真正想過的人生嗎？

請開始靜下來，不管所有外在現實的因素，不管從小到大別人告訴你的道理是什麼，也先不管鄰居、家人、朋友告訴你的是什麼，請你問問自己：「我內心最真實的聲音是什麼？我內心真正的感受是什麼？」

你一定要好好的做這個練習，因為只有聽見內心最真實的想法，回歸內心最真實的感受，然後試著一步一步來，過你最想過的人生，糖尿病才會完全痊癒。

所有的肝病，問題都不是出在肝。是情感因爲執著無法協調、流動，心中很多的愛恨糾葛在一起。在心理層面上，肝病意味著，這個人寧願用理性把自己框架住，也不肯讓感情宣洩而出。這也是女性肝病患者較少的因素，因爲女人想哭就哭，也願意讓別人看見脆弱的一面。女性情感的表達比男性豐富多了。

5

肝癌・肝硬化

拒當鬱卒的硬漢

肝病是國人十大主要死因之一。在這排行榜上，人體每個器官都榜上有名，面對器官的各種疾病，醫學採取的治療手法各有不同，例如，心臟出問題的人，可能做冠狀動脈繞道手術；腎臟衰竭的人，利用腹膜透析或血液透析清除血液裡的毒素。

而我們的肝臟，肩負著複雜的功能；當它出問題時，並沒有一台洗肝機可以幫助它。因此肝病對於醫學來說，是一個很大的瓶頸。

◀肝臟是人體最大的化學工廠

肝臟位於右下側肋骨裡，本身富含許多血管，周邊的骨骼具有保護作用，因爲肝臟一旦破裂，死亡率非常高。

肝臟是人體最大的化學工廠，也是很多營養素的製造地，可說是人體最繁忙的器官。白蛋白、膽固醇、脂肪等，都是由肝臟合成、製造。肝臟是人類器官中，唯一有再生功能的器官。部分肝臟被切除後，經過一段時間會再長出來。肝臟移植手術已日漸普遍。

很多人以為膽汁是由膽囊分泌的，其實不然，肝臟才是膽汁的製造者；膽囊只扮演儲存、收縮、分泌、濃縮的功能。我們的紅血球活到一百二十天時，會進入肝臟，被肝細胞分解；分解後的血紅素會變成膽色素再形成膽汁。當膽道發炎阻塞而無法順利處理這段過程時，就會出現黃疸症狀。

肝臟本身會解毒，人體的廢物、毒素都會進入肝臟代謝、處理，包括大部分的藥物。若肝臟代謝的功能出問題，就會產生肝昏迷。

大家或多或少都聽過「脂肪肝」這名詞，它已成為文明社會的普遍現象，甚至讓人聞之色變。在這裡我必須強調一點：**脂肪肝不是疾病，是人體營養過剩的現**

象。

腸胃吸收的所有營養，會透過肝的血管進入肝臟分解、整理，肝臟可說是營養素的第一大處理站。舉例來說，在美國和在台灣的麥當勞，食物口味絕對不一樣。所有食品業進入國外市場都會重新改良產品，符合當地口味。同樣的，食物進入我們的身體，都必須在肝臟分解、重組，變成身體能用的東西。這就是異化作用與同化作用。

隨著人體變胖，肝臟開始儲存脂肪細胞時，這個人的肝會變得油水較多，形成所謂的脂肪肝。這些過度營養的脂肪細胞還會往大腿、腹部生長，造成局部肥胖。

脂肪肝對肝功能的影響，就像肥胖的人不太跑得動一樣。因此，脂肪肝只是營養過剩，需要靠飲食、運動和生活方式的改變來調整。當體重下降、運動量增加，肝臟會自動把儲存的營養用掉。

肝臟是情感最豐富的器官

中國人肝病的普遍，在世界上可說是數一數二，其中又以肝炎最爲流行。早年，由於血液篩檢技術不進步，很多人因開刀輸血而感染肝炎。

肝炎以病種而言可分爲兩類：急性肝炎與慢性肝炎。有些是經過口對口或飲食傳染，例如A型、E型肝炎。有些是透過血液和垂直感染，例如媽媽直接傳染給胎兒，B型、C型和D型肝炎都屬此類。很多人曾在不知不覺中感染過肝炎，有些人順利恢復而產生抗體，有些則變成帶原者。

在學理上，肝臟發炎就是病毒在肝臟活動。而讓人害怕的猛爆性肝炎，其實不是病毒殺死肝細胞，是身體的免疫系統偵查出有病毒在肝臟活動當下，發動猛烈攻擊：消滅病毒的同時，也消滅了肝臟。

有人會質疑，爲什麼我們的免疫系統會如此運作？其中一個原因和現代人愛

「亂吃藥」有關，經常亂吃藥的人會讓免疫系統失去清晰度。

然而，在身心靈觀念中，人的思想、情緒會影響身體機能，就像緊張的時候，手心會出汗。人的情緒都和器官息息相連，很多器官功能失調，其實和情緒無法排解有關。

肝臟是人類內臟裡感情最豐富的器官，當一個人的情感不流動的時候，就會阻礙肝臟的功能。

有個七十二歲的老先生來找我，他的肝臟被檢查出有一點九公分的肝癌。診療中，他提到大兒子在十九歲那年得到癲癇，後來移民美國也結了婚，但五年前因為太太外遇而離婚；兒子目前回到台灣，打算娶一個外籍新娘。

我遇過很多六、七十歲的肝癌病患，他們都有共同的心聲：希望孩子可以功成名就！即使無法成功立業，至少正正當當做人。他們常因爲孩子沒有符合期望而傷心。

我對那位老先生說：「你的肝臟會長癌症，最大的原因是放不下對孩子的關心和牽掛。」

這一生他花了很多心力在孩子身上，將癲癇的孩子照顧到大，送出國發展。結果孩子離了婚，還和自己不認同的對象同居。這對他來說，是很大的打擊，讓他非常痛心。可是他又講不出反對意見，就怕和孩子起衝突；孩子也敬畏父親，不敢靠近他。這對父子其實都愛著對方，卻不知道如何相處。

特別望子成龍、望女成鳳的家長，通常對孩子有很深的愛，期望也很高。當這個希望破滅時，潛意識的傷心和憤怒對身體造成很大的傷害。尤其不擅長把愛說出口的人，受傷更是重。這類人的核心信念是：如果下一代不夠好，我這輩子再怎麼成功都沒用。當期待落空的憤怒、失望，最後變成鬱悶時，肝臟就生病了。

「你不想看到孩子愈來愈糟糕，與其這樣活著，你情願去死！」我一針見血點出他潛意識的問題，雖然很傷人，但也是事實。

所有四、五十歲以上，得到肝癌或肝急性發炎的人，通常和家族之間的情感壓力有關係。**我們活在世界上，常常給我們最大壓力的是親人**。因爲親人最關心自己，相對的，也會由於達不到彼此的期望，而對自己產生很大的憤怒。在最重視家庭觀念的中國人和猶太人身上尤其常見。

在華人的世界裡，孩子的成就，往往也是父母親有無「面子」的主要關鍵。很多孩子從小就在同儕比較中長大，在一次又一次的「較量」下，自信心早已傷痕纍纍。直到成年後，還是找不到自己的價値，努力的背後只是希望得到父母親的肯定。

我的個案中，這樣的例子多不勝數。有的人接下父親的事業，卻不知道自己是眞的喜歡這份工作，還是希望得到家人的肯定。不知爲何而活的生活，讓他感到很茫然。

年輕一代得到肝病，大部分是給自己太大的壓力，也許在潛意識中想要滿足父母的期望。很多人拚命熬夜、努力工作，都是爲了爭一口氣。我就曾碰過家族中八個人得肝癌，七個已經往生的肝癌患者。因爲爸爸不是爺爺的親生兒子，他們全家被輕視，甚至在父母過世後，差點被家族長輩送到孤兒院。於是他從小發願要出人頭地，要比所有親戚過得都好，他的人生只有向「錢」看。

這些吃了很多苦長大的人，後來從事的工作常不是自己所要的；他追求名利財富，所做的一切都是爲了贏過別人，讓自己揚眉吐氣！他沒有打從心底感受到成功的喜悅，甚至思想和人格已經有所偏差。某種程度上來說，這樣的人生已經迷失了，只剩下世俗的價值觀。

當人生不是爲了自己奮鬥，在夜以繼日拚命工作下，並**不只是勞累過度讓肝出問題，而是沒有達到自己預設的理想而對自己憤怒**。

「我無法原諒自己、應該要做得更好、爲什麼沒辦法替父母爭一口氣……」這些氣憤的情緒，甚至變成很深的自責和絕望，發動病毒入侵變成猛爆性肝炎。

因此，很多人都有報喜不報憂的個性，可能怕父母親擔心，或者有失面子；即使在外受到委屈、離了婚，過得不好，也不願意讓家人知道。當內心對自己失望，鬱悶開始累積，就是肝臟出問題的時候。

我希望大家學習的身心靈觀念之中，有一個必須強調的重點：**人是病毒的主人，宇宙當中絕對沒有一隻病毒會莫名奇妙讓人生病**。

病毒不是莫名奇妙，也不會像個瘋子拿把菜刀在街上亂砍人。被病毒找上的人，都不是走了霉運而被傳染。**是內心有傷口，病毒才會發生作用**。就像被詐騙集團盯上，也要自己去提款機按下密碼，對方才騙得到錢一樣。

因此，絕對沒有一隻病毒懷著置人於死地的意圖，也不會莫名奇妙殺死人。就像B型肝炎病毒也不想把人的肝變成肝硬化或肝癌；因爲人死了，病毒也會跟著滅亡。問題並不在病毒上，即使打疫苗、打干擾素、消滅病毒，也無法達到眞正預防肝病的效果。

發展內在男性與女性的能量

幾年前，有個退休軍人來到我的門診，他因爲妻子不愛他且離他而去，痛苦不已。深愛妻子的他，又因爲大男人的個性，無法放下身段挽回另一半。這個感情豐富、強調尊嚴無法順利表達情感的男人，後來因爲肝硬化，不久就離世了！

我常說，會流淚的男人得到肝病的機率將會減半。大部分的男人從小被教育成「男兒有淚不輕彈」，面對任何事情都不能表現軟弱的一面。因此很多男人在孩子心中要維持勇猛、威嚴的形象，而無法表達對孩子的愛，彷彿表達出愛就顯現出內心的軟弱似的，常常活得很矛盾。最後，明明很愛孩子，可是說出口的每句話，不是打擊他的信心，就是怪他哪裡不好。面對孩子日漸和自己疏離而痛苦、難過。

男人有太多的執著，不管是性別、形象，社會成就等等，即使離開公司回到家，還戴著主管的面具。很少男人能做到，握著孩子的手對他說：「孩子啊，我好愛你！無論你表現好不好，爸爸都愛你。」他沒辦法讓孩子知道，從孩子出生那刻起，他就愛上這個小生命。

也因此，我常告誡現代男性：一個不會哭、不會表達感受的男人，不是真正的男人。無論性別爲何，每個人都有陽性與陰性的特質，差別只在於那個部分顯現的輕與重。

每個人身上都有男靈和女靈，人的靈魂是陰陽兼具的。**每一個男人、女人到了生命某個階段，都必須發展內在的男性與女性的能量，讓靈魂的能量與身體能協調與融合**。在青春期之前，陰陽特質並沒有明顯區別；青春期之後，則急速出現差異。進入更年期後，內在陰陽會重新調和。

身爲女性，雖然主要是學習、發展陰性能量，可是在靈魂的本質裡，陰陽是一體的。年紀大的女人，聲音會開始變粗、膚質也會改變，在其身上發現屬於男性剛毅的一面。同樣的，年紀大的男人，臉上的線條會變柔和，脾氣也較溫和。

而肝病、肝硬化透露出的訊息，是一個人內在調適不良。原因可能出在：

一、角色無法轉化。無法從陽剛、執著，表面的人格，轉化爲陰柔，心中的情感無法順利表達。

二、愛受到了阻礙。在中國人的家庭，這點尤其常見。不管是子女認爲成就不足以榮耀父母，或者父母對孩子的表現達不到期待而失望，表面上是壓抑憤怒，內心則是深深的自責，都是造成兩者間情感阻礙的原因。

肝硬化到末期，肚子會因爲腹水而脹大，外觀看起來就像懷孕的婦人；也會因爲男性賀爾蒙在轉變過程中變成女性荷爾蒙，而有女乳症。

表面上是肝臟出了問題，從內在層面來看，卻是潛意識中陰性特質無法出現，只好從身體爆發出來的象徵。當能量無法在意識、頭腦中整合，又沒有在生活中表達出來時，能量並不會就此消失，反而會呈現至身體上。

男人如果進入老年期，陰柔的特性沒有顯露出來，人還是過度剛硬，執著在理性和外在地位的形象中，肝也會跟著硬化。

要解決肝臟的問題，得先把框架放下，回歸到人存在的本質，找回內心純眞的感受。如果能讓內在情感開始流動，別讓自己整個人老是硬梆梆，那肝也不需要再發炎硬化了。

孩子本來就不該聽話

孩子本來就不該「聽話」！不管是父母、老師、校長，或哪位專家學者的話，孩子都不用聽，因爲他必須學習聆聽自己的聲音。

乍聽之下，這個論點會讓多數爲人父母者跳腳。可是在將來的有一天，我們會發現這番話有多珍貴。孩子不用聽話，並不代表可以大逆不道。而是說，父母、師長給的建議，孩子不是照做而是參考；最終，孩子必須找出自己的想法。這也是一種心理上的異化和同化的表現。

有部電影《別讓我走》（Never Let Me Go），描述一群被刻意培育出來的「複製人」，他們的既定命運是身體成熟的那一刻，就會被當成「器官捐贈者」而結束一生。他們的成長過程，都按照學校規定，無一例外。不必規劃未來，也不用擔心吃穿，就像被飼養的家禽，單純而不知道反抗。其中讓人印象深刻的場景，是一段點餐的過程。幾個孩子在某個機會下，第一次出外旅行；在餐廳用餐的時候，他們完全不知道該怎麼點菜，最後全選了同樣的菜色和飲料。

看似平靜的劇情，卻在我內心造成很大的震撼。被刻意培養出的「複製人」，表面和常人沒兩樣，卻只有被框架住的思想模式。

姑且不論整部片探討的階級意識和人性自私面，單純就「教育」來看，我們的環境充滿既定的模式。該往那個方向，要怎麼去做，都是照著社會刻板的印象「選擇」。**我們的孩子被教育成聽話的「飼料雞」，卻又被期待有一天可以成為獨立、自我負責的「放山雞」，在林野間自給自足。這豈不是很矛盾的一件事！**

我從來不聽父母的話，但我非常尊重他們；所有父母講的話，我都會聽在心裡，可是不一定照做。但是我做決定時，會參考他們的意見。這就和肝臟把消化系統進來的營養素分解、合成自己所需要的東西是同樣的道理。觀察身體運作的過程，可以看見人生的大道理。

假設父母給孩子的意見，孩子沒有消化、吸收，而照單全收；少了產生自己意見的這個步驟，將來必定出問題。若他們從事的行業不是自己感興趣的、要嫁娶的人不是自己喜歡的，心中會產生怨恨。負面的情緒，是啓動身體發出警訊的開始。

當我教導賽斯心法和身心靈的觀念，我會要求學生前三年不准有自己的意見。因為那時候他什麼都還不懂，這時候要做的是消化、吸收、整理，而不是和我辯論。

但是三年過後，他如果還沒有自己的意見，就不准當我的學生。他必須融會貫通這三年的所學，再提出自己的想法。

每個孩子都應該把父母、老師、校長告訴他的話，轉化、分解，變成自己的意見，這樣孩子才會健康。

「強將手下無弱兵」這句話用在家庭中，必須重新解讀。通常愈有能力的父母，孩子反而愈懦弱、沒有自信。因為在父母的眼中，他做什麼都不夠好，乾脆將人生交給父母負責。反正父母會爲自己打理好一切，做任何的決定。因此，強將手下，只剩下蝦兵蟹將。

一個愈負責任，凡事都要幫孩子決定的父母，註定了一生勞碌，也失去自己的人生。因爲他們拿孩子當擋箭牌，拒絕爲自己而活。來到這個世界的每個人都有自己的冒險旅程，當孩子不再需要細心呵護時，就是父母另一段人生的開始。

賽斯說過，許多小孩在某一段時期相信他們的父母是全能的，這是一個很方便的信念，給兒童一種安全感。而進入青春期之後，這些兒女們會發現，父母是相當具有人性，而且是會犯錯的。因此，他們從「較老的人不只是永遠對，而且不可能犯錯」的信念中解脫，也必須面對克服個人與世界問題的挑戰。

因此青春期前的孩子活在父母的保護下，照著父母的指示，吃什麼、穿什麼，他自然的接受。慢慢長大之後，他開始走自己人生的道路，不再以父母的意見為意見，這是很正常的過程。為人父母者反而要學會尊重孩子的決定，為他們開始有自己的人生而欣慰。

◀讓靈魂進入生命

許多人會說，我回答問題，有回答總像沒有回答一樣。這是因為問題不是用來解答，而是體會。

耶穌說過：「只有像孩子一樣純眞的人可以上天堂。」每個人的內心都有一顆赤子之心，它會引導我們走向快樂；跟隨喜悅的衝動，自由自在做自己，開始用不同的角度看待生命。我們的心變年輕，人也就有活力，這就是我一再強調的身心靈整體健康觀。

別再把身體當機器，換輪胎、換肝臟；加潤滑油，換人工關節。靈魂把生命的每一天都視爲喜樂的來源，許多的美好都是在小地方綻放。只有整個生命開始發光、發熱，日子過起來才有意義！

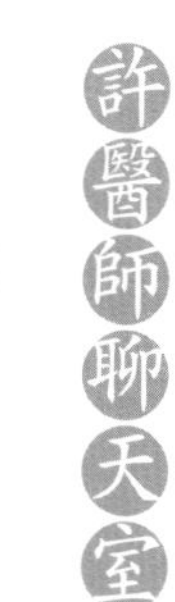

問：以身心靈角度而言，我們還需要打疫苗嗎？

答：在「目前」的醫學體系下，疫苗注射是有用的。可是整體而言，它的用處不大！

我常說：「癌症就是來讓醫學難堪的。」醫學再怎麼發展，仍治不了癌症。癌症的出現，是來讓醫學不能只從生理角度去評估疾病，必需從身心靈角度去審視。如果當前的醫學不走向這一步，不認爲思想情緒和細胞是一體兩面，不去融合整體人生觀和器官健康與否這兩者，只是檢查細胞、器官，做斷層掃描等等，是無法治癒癌症的。

那些檢查、儀器顯示的數據只是表面，它無法看見人生的憂鬱、衝突與痛苦。它抓得住人，卻看不見心。醫學必須要覺醒，認清身心靈是一體的這個事實，才能在愈來愈多找不出病因的疾病治療中走下去。

疫苗是一種病毒、細菌的萃取和提煉。假設我能幫人打預防肝癌的疫苗，可是我有辦法防堵對方絕望的思想嗎？而且從免疫系統來講，疫苗打得愈多，免疫系統愈亂。

然而，在「信念創造實相」的基礎下，若某人相信疫苗對於預防疾病是有效的，那麼他就可以去打。

不過在我學習賽斯心法後，就不再打疫苗了。因爲我發現了比疫苗更有效的方法，就是替我們自己注射充滿希望的信念疫苗。身心靈的觀念是全方位的觀點，是整體人生的一種展現。

問：請問子宮肌瘤是在心理哪個層面出了問題？

答：子宮肌瘤是子宮平滑肌細胞增生形成的良性腫瘤，因生長的位置、大小而產生不同的症狀。早年的女人強調生產力，沒有五花八門的避孕方式，從結婚到停經前，生產的次數驚人。可說以前的女人大半輩子都在製造生命。

子宮是個創造力很強的器官，而現代的女人不若以往「多產」，大都只生一到三個孩子。當這個器官不養育生命後，創造力並不會消失，但又哪裡去呢？

在身心靈的觀念中，子宮肌瘤是新一代的女性試圖突破性別框架，渴望在生命裡進一步創造自我價值的顯現。在新世代裡，女人雖可以同男人在外面的世界闖出一片天，但還是很多女人卡在身分的束縛裡。

「女人比較沒用，如果創業失敗是很丟臉的，還是當個家庭主婦比較好。」諸如此類的信念困擾著女人，也成了追求自我價值的絆腳石。當能量無處發揮，只能在最具有創造力的子宮長出肌瘤來。

當子宮沒有生孩子，而是生瘤時，表示這女人對現狀有所不滿；她的生命渴望去創造，又無法克服現實與內在雙重心理因素，於是產生了無奈及無力感，所以能量阻塞。子宮肌瘤是來告訴女人，妳的生命有一股強大的能量沒有出口。可能是誕生一個嬰兒、事業、工作或新的未來，但含意都是一樣的。

不管是打針、吃藥或開刀，對於子宮肌瘤的治療都是治標不治本。任何的疾病都是對現狀的不滿，只有找到另一個平衡點，突破現狀，重新感覺到喜悅，才能治癒疾病。

這時候我會問：「現在的妳在那些地方想要突破？有沒有想做的事，可是遇到阻礙？會不會渴望證明自己的能力，又不敢去做？是否自覺被先生保護（或束縛）住？是否在人生中覺得自己不夠有用，或沒有成就感？」當行動力打開，能量才能疏導，病自然會好。

痛風也是一個人行動力受到阻礙的症狀。

有部電影《我們跳舞吧》（Shall We Dance），描述一個中年男性面對枯燥的婚姻生活和無聊的工作，想要逃離現狀。後來，這個男人去學了跳舞，重新找回自己的生命力。

假設這個男人沒有去學跳舞，他可能會得痛風。因爲他渴望突破，又找不到突破點，所以能量整個卡住，卡在腳踝、大腳趾關節處。尤其是飽餐之後，因爲「飽暖思淫慾」。

淫慾本身也是一種動力，不見得是指向情慾，也有可能是指向創造力。人困在原有的架構裡出不去，才是痛風眞正的原因。

我研究身心靈二十幾年，對於醫病的效果有限這點特別有感觸，只有找出疾病背後身心靈的衝突，解決關鍵問題，病才會好。

許醫師給肝癌・肝硬化患者的小提醒

記得，一定要讓你內在深層的情感和感受開始流動，不要再硬撐了。此外，你要問自己，我內心是否充滿了很多的不安全感，害怕自己成就不夠，害怕自己被看不起，於是要一直努力，想被肯定，想得到愛。

讓內在情感豐沛的自己宣洩吧！再也不害怕表達愛、渴望得到愛與關心肯定，是一種懦弱且軟弱的表現。不要再硬撐了，學會承認軟弱是一種最勇敢的行為。

在賽斯思想裡，沒有意外，這一切都是因緣和自己所創造的實相，是自己選擇災難或平安。眞正預防天災人禍只能從心靈層面開始，讓心靈開始成長，才能處於全然的平安之中！

6 事故傷害

一切沒有意外，只有選擇

當我還在台北榮總當實習醫生時，有天開車上北宜公路，被越過中央線的對向來車往我車門旁猛烈撞擊。我下車察看，打算拍照存證，對方見四下無人，竟追打起我來，還想搶走我手上的相機。就在我被追打並被按倒在地時，剛好一台巡邏警車經過，我當場向警察告發對方。在一行人被帶回警察局作筆錄時，對方找來一個自稱叔叔的長輩，他對我說：「你要告他們沒關係，但以後會發生什麼事就不敢保證了！」這種令人火大的口氣，當下我馬上要警察將他這段話備案，準備告他恐嚇。

後來對方解釋，由於肇事者是兩個年輕人，不僅酒駕，其中一人還在假釋中，如果我再告他們搶劫，馬上就要入獄。而我的原則是得饒人處且饒人，我要對方眞誠認錯道歉並象徵性罰他們一塊錢，加上賠償車子的修理費用和被砸壞的眼鏡錢，這件事就這樣和解了。

◀條件沒有俱足，意外不會發生

一般人通常把這樣的事件視爲意外，當下看來也似乎如此。但其實在事情發生之前，我和同車的朋友正處於意見不合、大吵一架、滿腔的憤怒無處發洩的狀況裡。

任何事情的發生，都必須俱足條件！當陽光、空氣、水充足了，綠豆才會發芽。人心才是事件的「發生場」，是貴人相助、好運不斷；或者出門踩到香蕉皮滑倒、車子被拖吊等等，都取決於「心」。

回頭看當年那場車禍，其實一點也不「意外」！那時的我怒不可抑，藉由「被人修理」，將我的火氣宣洩掉。因此在內心深處我並不怪對方，他們只是「配合演出」的條件之一。當然，這並不表示我們能去撞別人，或藉由被別人打來發洩內心的憤恨不平。而是要回到這個「事件場」，了解是怎樣的心靈氛圍，形成整個事件的發生。

若有過車禍經驗的人，仔細去回想「意外」發生前，大都是心神不寧的時候：可能幾天前和誰吵架、有糾紛；或者熬夜工作，卻由於薪水太少而內心不平衡。

很多事情發生前，我們或多或少內心都有感覺，可能是不安或莫名煩躁，因爲「意外」條件早已俱足！

再舉我的母親當例子：幾年前她曾發生車禍跌斷了鎖骨，而在「意外」發生之前，她正處於內心的兩難之局。

那時她正幫我二姐帶小孩，一來是照顧孫子、幫忙女兒，二來是讓自己有點事做，順便賺點錢。我母親內心深處沒什麼安全感，尤其在金錢方面，再加上本來就是個很有骨氣的女人，更希望自己有收入，能獨立自主，不需要向孩子伸手。

可是兩個孫子都是活蹦亂跳的小男生，帶起來實在很辛苦。她的內心其實不太想要這份工作，礙於無法放下的親情，又想靠自己的力量換來收入，而無法開口。

更不用說帶小孩讓她沒時間遊玩——比方唱唱歌、參加老人會的旅遊之類的行程。

就在爲難的時候，她騎機車撞到坑洞而摔車，當下造成鎖骨骨折。這下子問題全解決了！意外幫了她一把，可以對女兒交代，也不會讓孫子覺得奶奶不願意照顧他們。全家人都要她好好休息，別那麼辛苦；就連我父親都放下工作來照顧她了，我自己也調整作息，多待在家裡陪她。

這個意外一點也不是巧合，而且來的恰恰好！**「意外」給了她台階下**，放下「應該」工作的想法，也順勢開始享受生活、到處遊玩。當我們能看清楚世事的來龍去脈，才能用「智慧」來過生活。

家也是個能量場

中國人常講「家和萬事興」，這句話是有根據的。「家」也是一個能量場。若一個「家」只是表面看起來和和氣氣，裡面卻是烏煙瘴氣、暗潮洶湧，家族成員們在情感及觀念上衝突、不諒解，且都避開不談，這個家早晚會出問題。

在我的個案中，有很多人是因爲家人「意外」離開所造成的傷痛，前來找我治療。一個家庭中的「生離死別」，皆有其背後的故事。

我們常發現，很多女人的成長，都是在離婚之後——她終於可以自己做決定，該怎麼面對未來的日子、怎樣養活自己、安排生活等等。這也反映出很多現代女性在婚姻裡適應不良，無法做自己，覺得自己沒有空間發揮。

從另一個角度來看，對於先生意外死亡的太太來說，也有異曲同工之處。她們的潛意識也是同意的。因爲有些女人被保護得過度，沒有機會使用自己的能力，只有在另一半離開後，她才有機會出頭。

這並不是指意識上她同意先生意外身亡，而是在靈魂的層面同意在這一生有這樣的安排；這對夫妻在潛意識的層面達到共識，在先生離開後，太太開始發揮能力把家庭照顧得很好，扮演好她所能扮演的角色。

在民間傳說中，有些女人有「剋夫」的命格，娶她的人都會基於一些原因提早離開人世。若用身心靈的角度來分析，可以假設在這段婚姻關係中，太太是個內心很強勢的人，但先生也想當一家之主，這時候就會出現一山不容二虎的情況。如果這個男人不想退讓，可能會吵架、離婚；若離不了婚，那麼先生的潛意識可能會選擇提早離開，將人生的舞台讓給太太。這就是以前我們講的，所謂剋夫的來源。

在生命意外事件裡，如果不了解這個因果，會認為是不是太太剋死了先生？傳統的說法是——命不夠硬，兩個人禁不起碰撞，磨合的時間不夠。

從身心靈的觀念來看，這是一個共同的選擇！所有意外都有它內在的家庭因素。例如流產的胎兒，或者幼年就過世的小孩，都不是表面上我們以為的意外造成的。

我曾在某些個案身上發現這些特色，在孩子兩歲意外死亡時，正好是那個家庭面臨經濟危機的時候。那家庭的能力只能扶養兩個孩子，第三個孩子的到來，讓整個家中經濟出問題。這時候會有一個小孩選擇「離開」，可能是第三個孩子，或者是前面兩個孩子中的一個會「退位」。

「退位」指的是，可能突然發生意外而死亡，或者是家中其他成員出問題。這些都不是意外，是全家人潛意識共同選擇面對的問題。

再舉一個我臨床上的案例，那是個小學低年級的女孩，她在自家門口被酒醉駕駛撞到，導致小腿骨折。幾個月後骨折痊癒，小女孩卻出現情緒不穩定現象，開始對家人不理不睬，也不願意走在馬路上，晚上還會因爲惡夢驚醒。

小女孩的母親告訴我，出院後，女兒狀況反而更糟，以前還會纏著自己嘰嘰喳喳講話，現在都不理她了。

乍看之下，我們會認爲這是個意外事故，並對小女孩造成創傷後症候群——也的確如此。但今天，我們要放下過去的認知，建立新的觀點：任何意外在發生前後都有它的因果，絕對沒有一件事情是莫名其妙發生的，其中必有深層的心理因素。

我的直覺是，小女孩在生媽媽的氣！這個生氣可有很多種假設：第一，她怪媽媽，當她車禍時不在身邊。二，她埋怨媽媽在她住院時，沒辦法多陪她。三，在小女孩出車禍前，這個家的經濟狀況就不太穩定，媽媽必須上班無法照顧她，導致女兒覺得媽媽不關心她了。

人的心靈是一個小宇宙，外在的世界則是大宇宙。大宇宙會發生什麼意外事件，一般人沒有辦法預防而處於擔心恐懼中；可是對身心靈觀念開始學習的人，可以透過內在小宇宙的成長而有所覺察，達到身心安頓的境界，也讓生命處於平安之中。

當我們把思維方式引導至深層心靈層面，進入小女孩內心小宇宙最初之始，在不安全感開始產生時，這個家庭是否已經出了問題？這個不安全感，可能和父母的婚姻有關。或許父母親一天到晚吵架，甚至要離婚，這對孩子而言都是很恐懼的經驗。也可能是為了經濟必須外出工作的母親，沒有讓孩子了解狀況，孩子因而有被遺棄的不安全感。

這並不表示父母親不可以吵架，而是要和孩子好好解釋，爸爸和媽媽意見不合，不代表兩人會離婚，讓孩子不要擔心；或者就算爸媽真的離婚了，也永遠不會拋棄孩子。要視眞實情況溝通，讓孩子知道自己不會被拋棄。

每個人都有磁場，特別是有一類人散發出的磁場容易發生意外事件。這也是為什麼這類人的家裡一天到晚出問題，這個被車撞、那個官司纏身……

很多人會認為，小女孩遭遇酒駕車禍，是運氣不好。從身心靈的觀念而言，凡事必有因果。而這裡所講的因果，是指「心種下因，外界發生事件為果」，並不是宗教常講的業障。

一般人會假設，是事情先發生了，我心情才不好。這個邏輯是錯誤的！並不是小女孩先前都快樂無憂，車禍之後才失去安全感！這樣的思考方式，只會讓內心時時處於害怕何時會發生意外的恐懼中，得不到自在和平安。

大家一定要建立起這個觀念：無風不起浪，**每個人的心都是因，而發生在身上的事，就是果**。換個角度，是小女孩先有了不安全感，在她內心恐懼著媽媽不要她、害怕被遺棄，才導致車禍的發生；而車禍的發生只是讓她有更大的不安全感，更需要媽媽的陪伴。

我對這位母親說，其實這孩子發生車禍的背後，有一種心靈的訴求。在她心靈深處，希望藉由發生這件事情來告訴媽媽，「媽媽不要離開我好不好？可不可以在身邊陪我？我很害怕！」

因爲孩子不知道怎麼對父母表達，就藉由事件的發生，把心靈的訴求行動化。其實她要說的是：「媽媽，我很沒有安全感。」

後來我建議那位母親暫時調整自己的工作時間，盡量配合孩子的作息，讓小孩放學後可以看到媽媽。接著，和孩子坐下來談，讓她了解，媽媽去工作是因爲不得已的因素，媽媽還是愛她的，並沒有不要她，也會永遠關心她。這樣做才能讓孩子的心安下來，否則，這個家會一直出現意外事件。

不想長大的孩子

「我不想我不想不想長大，長大後世界就沒童話；我不想我不想不想長大，我寧願永遠都笨又傻……」

這是某個女子團體的歌曲「不想長大」裡的一段歌詞，字字句句都透露出許多人內心淡淡的哀愁。當我們還是孩子時，總期盼能趕快長大，可以爲自己做決定，不用凡事都照父母的安排；然而眞的長大後，還沒享受夠飛翔的自由，卻已背負過多的責任與期盼。

如果可以選擇，想必會有很多人寧願停留在童年那無憂無慮的時期。在我的個案中，就有人選擇用發生「意外」的方式，讓自己的時間回到孩童時期。

那是一位發生車禍而智力退化的年輕人，腦傷無法工作，整個人變得笨笨呆呆的；社區的人當他是瘋子，家人也因此很自卑。

在治療的過程中，我的一句「其實你根本不想長大」，讓傻傻的他頓時「清楚」，像變個人似地反問我，「你怎麼知道我根本不想長大？我從來就不想成爲爸媽眼中傳承這個家的人！」

身爲家中唯一男孩、背負著家族期盼的他，內心承受很大的壓力。他一直想要逃避「獨子」的責任，不想面對成年後的生活。

這場車禍的背後，隱藏著多大的「祕密」啊！它眞的只是單純的「意外」嗎？

想逃避的心情很多人都有，我也不例外。就連產後憂鬱症，也是逃避的一種，可能是逃避「媽媽」的身分，有時候是出於害怕及無力感，不知道該怎麼照顧孩子。

每個人的內心都渴望自由自在，不想承擔責任。我們想逃避壓力、逃避一段關係，甚至只是有一種內心想逃的感覺。可是想逃又逃不了的時候，意外就發生了！只是多數人都活得不明不白，很少人可以洞察事情的本質，看穿整件事的因果和來龍去脈。

那位因車禍而智力退化的年輕人，他還沒有準備好要爲人生負責，這時候如果再逼他去負責，他還會發生第二次車禍！

他最快樂的時候就是孩童時期，出了車禍雖然不像個正常的成年人，這卻是他要的。除非他改變選擇，否則他的狀況不會改善。

不是每個小孩子都想變成大人！所有的精神疾病，包括精神分裂症、躁鬱症、重度憂鬱症，很多都是在十七、八歲時發病。這正是孩子要面對「成人」身分的關鍵點。這不是病，而是一種「現象」——孩子不想要當「大人」的現象。

很多父母遇到子女有這類問題來找我，通常我會要父母先改變一個觀念，即「要孩子開始成為一個負責任成人」的想法。

可以期待孩子有能力照顧好自己，但不要強加一些責任在他們身上，例如，結婚、生子，像某某般有成就。因為這類孩子，他可能只想要快樂過生活，不想承擔太多責任。

其實很多成人也不想當個負責的人，在內心世界拒絕長大。只是在轉變成「大人」的時期，有些人的心智轉得過去，有些則不行。轉不過去的孩子，愈強迫他，反而容易出事，可能出現精神疾病的症狀，不然就會出意外或自殺。

這類孩子的靈魂本來就是來體驗吃喝玩樂的生活，從來不想當大人，這是他自己的因果。當這個因果牽涉到他人時，則叫做因緣。所以有這樣的孩子，並不是父母的悲哀，反而是父母也需要這樣的孩子，來提醒自己要為生命帶來一些樂趣。

不需要爲有這樣的孩子而受苦，反而要藉由照顧孩子的過程，體驗快樂的生活。父母已經是個痛苦的大人，這長不大的孩子，是來讓雙親重溫赤子之心，讓整天憂愁、被責任束縛過頭的自己，憶起生命快樂之處。

父母可以因爲精神疾病或智力不足的孩子而痛苦不堪，也可以因此改變生活模式，讓全家人陪著孩子開懷大笑。

強迫這樣的孩子像大人般負責任、找什麼樣體面的工作，只會讓大家都痛苦。若願意爲了他轉變思考方式，開始活在生活的樂趣中時，孩子的精神狀況也會跟著改善，整個家庭的氛圍會更美好。

我們常常是太懂事、太負責任，以致內心都不快樂。盡責任沒有錯，可是也不要忘記快快樂樂，吃喝玩樂。

◀「死亡」也是一種慈悲

母老鼠若生下太多小老鼠，會吃掉幾隻以增加存活率。這是因爲牠意識到奶水和空間不足的情況下，若讓所有小老鼠都留著，全都會活不下去。牠在小老鼠的意識還未完全成形之前，把牠送回去。這並非殘忍，而是一種生物上的慈悲和本能。

前陣子地球突破七十億人口，人愈多，整個社會並沒有更溫暖；競爭愈激烈，人們愈冷漠。找不到工作、買不起房子、小孩唸不起書等等，大家活得很辛苦。一直默默包容我們的大自然，更是傷痕累累；整個地球因爲人類的索求無度被破壞殆盡，動物們也失去了容身之處。

有學者說過，如果人類的總人口數不控制下來，人類會幾近滅亡。這時通常會發生兩件事，第一是戰爭；第二是重大的天災。戰爭能讓很多人口瞬間消失。天災更讓人記憶猶存，像幾年前南亞大海嘯、日本大地震等等，還有過去不斷爆發的傳染病，都造成人口大量的死亡。

賽斯曾說過，我們這個世界的人都沒有找到自己的心，都覺得自己是環境的受害者。

天災人禍要反映的，其實是人類集體意識的痛苦。很多人的內在其實痛苦得活不下去，大家的精神生活品質愈來愈差。

並非大海嘯、地震無情，硬生生奪走人們的生命；也不是老天爺冷眼旁觀，讓一波波傳染病肆虐人間！這一切都是人類和宇宙共同約定好的！每個離開地球的人，都有自己特殊的理由。

有一群人選擇在此時離開地球，這是人類集體心靈的決定，就像去一間餐廳用餐，裡面滿滿是人，外面大排長龍，會有人選擇掉頭就走，不願意在那裡人擠人。這是更深層的智慧，運用天災人禍來顯現其中的因果。

意外讓愛宣揚

天災爲什麼總在人間最混亂的時候到來？因爲老天說：「你們人類喜歡打仗、互相攻擊、彼此殘殺，那麼你們來怪老天吧，不要恨彼此了！當你們怪老天，至少彼此會團結，能夠把愛宣揚出來。」因此，面對天災人禍，我看到的不只是災難，而是背後所有一切因果和因緣。

賽斯說過，就人類的集體心靈而言，人類是一體的。只要有一個人類還在受苦，其他人類就不可能真正的快樂。

每當災難發生，全世界的援助就會進入需要幫助的地區，整個社會瞬間充滿愛心；那些長期被忽略的地方，也由於意外的發生，而得到資源幫助。

再假設如果台灣貧富差距很大，中部的人統統沒飯吃，北部和南部的人每天吃喝玩樂，這時候中部就會發生意外，可能是大地震，或者要命的傳染病。接著，大家的愛心就出來，援助也增加了。因此，我們要看清楚整個時代的走向，知道整個世界的未來會如何變化！

自從我研究身心靈觀念和賽斯思想後，想告訴大家：未來整個世界會怎麼變化，其實每個人內心深處都覺察到了，我們不會再覺得自己是無力、迷失的，而會看見生命的本質、看懂因果關係。當我們的文明社會沒有改變，繼續破壞地球，不留給萬物一個生存空間，最後人類也會活不下去——地球本來就是所有生命共享的，不是人類所獨有。大自然的反撲不是報復，而是出於更大的愛與包容。

第六感的開發

近幾年來天災頻傳，這些罹難者有自己所選擇的人生課題，但在「地球」這個最大的人生教室學習的同時，我們仍希望住在「平安」中，而不是「恐懼」裡。

當我們了解「內心的條件俱足，外面的事情才會發生」這個道理後，或許有人會說：「許醫師，我不覺得自己有什麼不安的感覺，可是意外還是發生了！」

覺察內在信念、想法的功課是一點一滴循序漸進的，在這必須學習一輩子的功課進行同時，我們還是能用「少量多餐、分段睡眠」的方式幫助自己，且能預防自己成爲天災人禍的受災戶。

「少量多餐、分段睡眠」，對於預防意外災難特別有用，尤其是後者。分段睡眠能增加警覺性，會有一般人沒有的神奇第六感。

大家知道動物有預知災難的能力，但不只是動物，每個人都有，只是我們沒有將之開發出來。而「分段睡眠」可以培養這個能力，能慢慢將潛意識、無意識的本能找回來。所以一個採取分段睡眠的人，反應力比一般人快，當任何危險將發生的時候，他心裡會感覺到。

舉個例子，可能在高速公路開車的你，突然一個念頭出來，不想跟在前方的車子後面。換了車道不久後，就看到先前那輛車出了車禍。這時的你，就是有一種無法解釋的第六感！

這種能力是可培養的。人發生意外，頭腦大都處於遲鈍狀態。開始採取分段睡眠後，意識和反應力會變敏銳，在事情發生之前，多少會有預感，以致眞的發生狀況時，不感覺那麼意外，且會在第一時間馬上反應，避開重大傷害。

在社會宣導中，只會告訴大家如何預防意外的發生，怎樣重複檢查、徹底洗手，反而衍生出過多的不安感，甚至造成強迫症。很多強迫症患者就是因爲沒有安全感，每天都在檢查中度過。每個開關、門鎖、存摺、印章等等，不停重複檢查，就怕發生意外，否則就是不停洗手、清潔，因爲害怕髒、害怕細菌。

每天活在預防意外事故的生活中，擔心意外在下一秒發生，這樣的人生一點也不快活。有警覺是好事，可是當這個警覺已經讓人每天精神緊繃、神經兮兮時，就失去活著的意義！

在此我也建議大家，回歸到家庭、回歸到內心世界，問自己是否感到安祥？內在的小宇宙平安嗎？是否種下很多負面能量的因，讓很多意外發生在身上？這是大家要面對自己的問題。

身心靈的因果論和一般宗教的因果觀完全不同。最大的不同在於，我們所講的是「因果唯心造」；而不是犯了什麼因，就要得到什麼懲罰的果。

這就是賽斯心法和傳統宗教不一樣的地方。傳統宗教用業障和懲罰來解釋因果，而身心靈觀念講的因果不是業障的因果，而是你的心種什麼因，外界就產生什麼果。

在賽斯思想裡，沒有意外，這一切都是因緣和自己所創造的實相，是自己選擇災難或平安。真正預防天災人禍只能從心靈層面開始，讓心靈開始成長，才能處於全然的平安之中！

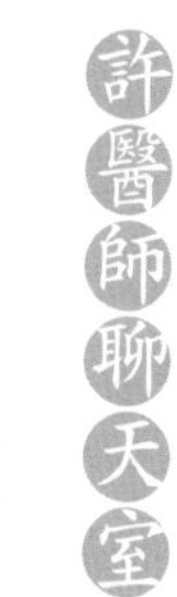

問：我們該如何面對人口老化的問題？

答：我們的社會由於人口老年化，而提出了鼓勵生育的政策。在這裡我必須說，這個觀念是不對的！

老年人不應該是負擔人口。當人進入老年，是身心靈發展最極致的時候，不但更有智慧，創造力也要出來，讓自己身體健康，不要覺得年紀愈大愈沒用。

生小孩不是爲了來養老，這個觀念是不對的。而且現在的孩子，能養活自己已經不簡單，還不見得養得起父母。

在人口已經過多的時代，我們不該再爲「養兒防老」的理由生育，而是爲了體驗生命的喜悅，去迎接新生命到來。「人口老化」的問題也不該用鼓勵生育來解決，而是要找回老年人的力量和創造力。

許醫師給經常發生意外傷害的人的小提醒

你是否在自己的內心經常累積一些暴力的思想和情緒？是否內心壓抑大量的憤怒能量無處宣洩？那麼這時候你要好好的靜下心來，同時提醒自己不要再累積這些危險濃度的暴力憤怒情緒，同時你要找人說一說，好好罵一罵，用力捶打枕頭將之宣洩出來，不可以一直累積在心中，這是會出事的。

還有，你是否常覺得自己是個倒楣的受害者，是無情的大自然、人性本惡、人天生暴力及殘忍下的受害者？你是否很不快樂、憤世嫉俗的悲觀主義者？那麼你要注意了，你可能就是下一次意外災難的受害者。沒關係！當下趕快改變，重新創造自己未來的命運吧！

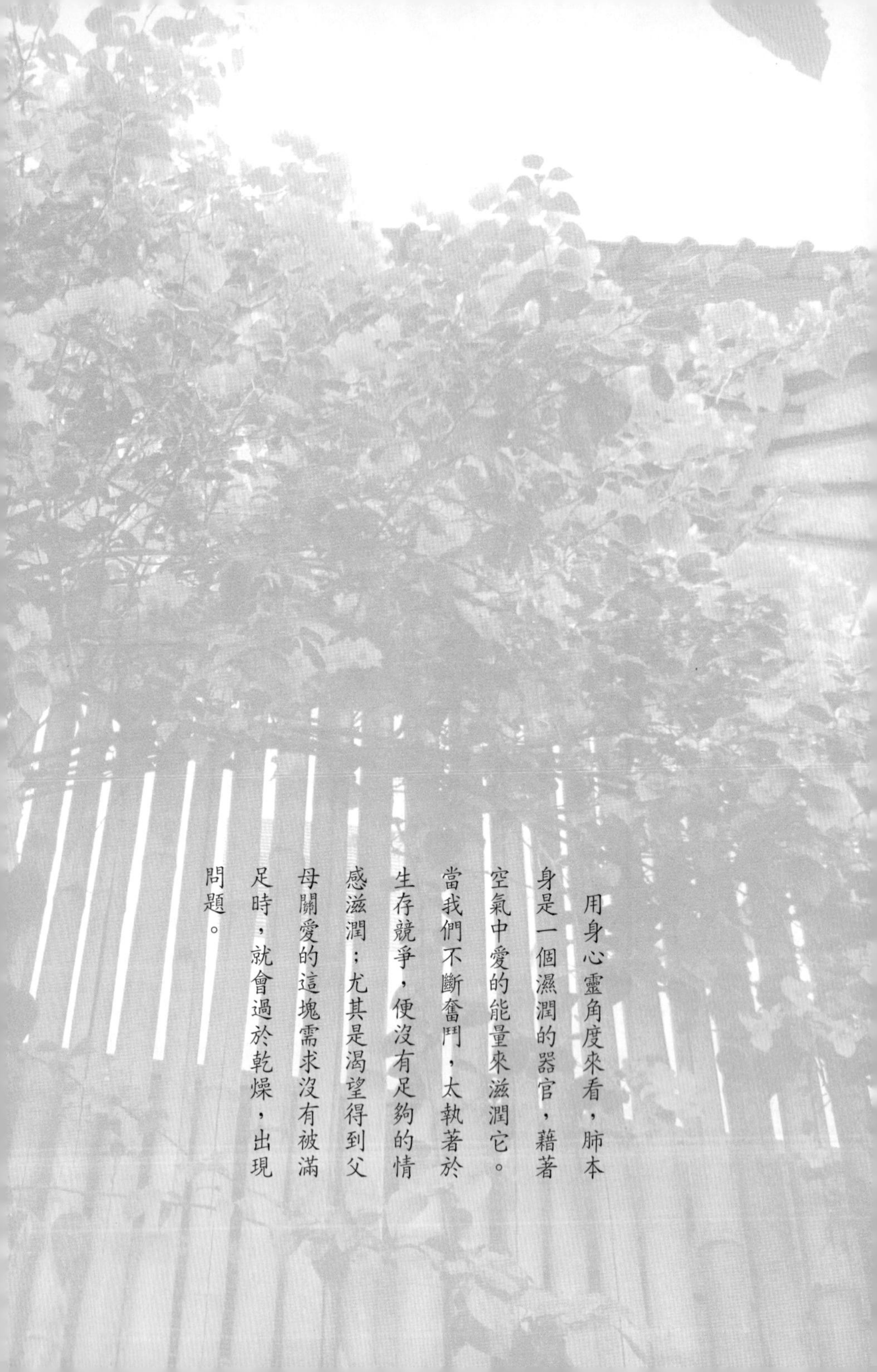

用身心靈角度來看，肺本身是一個濕潤的器官，藉著空氣中愛的能量來滋潤它。當我們不斷奮鬥，太執著於生存競爭，便沒有足夠的情感滋潤；尤其是渴望得到父母關愛的這塊需求沒有被滿足時，就會過於乾燥，出現問題。

7 肺炎・肺腫瘤

開啓內在的感性面

曾有個我輔導的肺癌患者告訴我，當他還是個孩子時，每天都跑到巷口等爸爸回家。可是當他聽到爸爸的摩托車聲靠近，他便馬上跑回家，假裝若無其事。這樣的舉動持續了好幾年，他爸爸從來不知道兒子每天都去等他下班。他是多麼愛他的父親、渴望來自父母的愛啊！

可是當我問他：「你爲什麼不直接告訴父母，你需要愛的那部分？」他回我一句：「如果多賺錢，父母就高興了！他們要的是我的地位，要我賺多點錢！哪會眞的愛我！」

多麼心酸的一段話……可是這種個案卻不在少數。其中，我更發現許多中、老年的肺癌患者，常比自己的父母親還早離世。他們的內心一直有個渴望得到愛的小孩沒被滿足。

◀與空氣親密接觸的呼吸系統

我常把空氣比喻爲「愛」，將地球想成一個大生命；地表上空充滿空氣，讓生命可以繼續。如果沒有空氣，我們也無法活下去。而與空氣最直接接觸的，就是我們的呼吸系統。在探討心靈與身體關係前，先讓我們對呼吸系統有初步的概念。

由肺與相關呼吸道所組成的氣體交換場所，就是我們的呼吸系統。呼吸系統上起鼻腔，鼻腔內有四對鼻竇，分布於頭骨內不同位置。當鼻竇有分泌物且發炎時，就是常講的鼻竇炎；如果鼻竇炎長期沒有好轉，就會成爲慢性鼻竇炎。那是醫學上棘手的症狀，不管是開刀、吃藥，都很難根除。

鼻竇在人體有幾個作用：

一，形成一個共振系統，幫助發聲。就像大提琴、小提琴之類樂器都有的中空結構。

二，減輕頭顱的重量。鼻竇為中空空間，減輕頭顱重量，達到人體力學的平衡。因此，鼻竇蓄膿時，會覺得不舒服，講話有鼻音；有些人則會斷斷續續發燒。

三，分泌黏液，強化免疫系統，排除髒東西、細菌及病毒。

當空氣經由氣管進入人體，最後會來到「肺泡」；每個人的肺泡若攤開來，大概有一個足球場的大小。空氣在肺泡裡進行氣體交換，利用血紅素含鐵的特性，和空氣裡的氧結合、氧化，再把氧帶到血液裡。

附帶一提，因為一氧化碳與血紅素的結合力比氧氣還強，所以空氣裡有一氧化碳又有氧氣的時候，鐵會被一氧化碳佔滿；氧氣無法和血紅素結合，會造成缺氧。這就是一氧化碳中毒，急救的方法就是給予氧氣。

我常鼓勵大家盡量用鼻子呼吸。呼吸系統是人體和外界接觸最頻繁的系統，鼻腔裡的黏膜會分泌黏液，空氣中的髒東西會沾附在黏液上，透過痰排出體外。透過鼻腔呼吸還有加溫效果，讓冷空氣不會直接進入肺部。

所以「咳痰」是身體的防禦機轉；人會分泌痰，是身體自我療癒的行為。以往「咳痰」會和「生病」畫上等號，今天起我們必須改變這個觀念，告訴自己：「我的身體正在恢復健康！」

咳嗽是身體想加速把髒東西排掉，而用強大壓力把髒東西往外推所產生的反應。發燒也是同樣的道理，它代表身體利用溫度的提升，把一些不要的東西燃燒掉，身體正在提升自己的免疫力。這些身體的反應，並不是脆弱的表徵，而是療癒與釋放負面能量的過程。

呼吸系統是人體第一道防線，它能非常迅速反應身體與環境的關係。經常在市區穿梭的人都有經驗，忙碌過後回到家，用衛生紙或棉花棒清潔鼻腔時，會發現裡面都是黑的。

賽斯說過，我們的鼻腔、粘膜會主動吸收外界少量有毒的物質。這是爲了讓身體增加抵抗力和免疫力；鼻腔藉由不斷地吸收來調整內和外的關係，因爲人體需要建立精密的平衡。很多人在都市生活久了，每天吸收很多空氣中的污染源，可是身體也早就適應這個髒亂的環境。

人體是非常奧妙的，我們經常透鼻腔、粘膜而吸收少量的有毒物質，來重新建立我們的防禦機轉；人體有非常多的白血球佈滿呼吸系統，從鼻腔到肺部有重重防線，每一道層層把關，來建立我們的健康基底。

細胞與思想的關係

自從接觸賽斯心法，我偶爾還是會感冒，頻率大概是一、兩年一次。那時我會告訴身體，好好休息吧！也藉由這個機會注意最近是不是太累、要不要多撥一些時間在休閒活動上。

我不會把感冒視爲「生病」，而是當作身體正在適度調整自己，也提醒我注意日子是否過於忙碌，忽略生活該有的品質。

醫學將呼吸系統區分爲：上呼吸道系統、下呼吸道系統。所謂的肺炎或是肺腫瘤，屬於下呼吸道系統的問題；常見的感冒則在上呼吸道系統。

我們都知道，感冒不會要人命，但引起的併發症卻不容小覷。有感冒前兆的人，可以早晚用溫鹽水漱口，尤其在喉嚨深處的清潔動作，可以幫助感冒的預防，也是保健的衛生習慣。

身體常會利用感冒重新調整自己的能量狀態，在沒有併發症的前提下，我會建議大家採取支持療法：多休息、多補充水分與電解質。

很多人喜歡「打點滴」，當養分進入靜脈，人會感到安心。點滴有其「心理」層面的幫助，實質上卻與喝下去的水與電解質沒兩樣。但我認爲，一罐運動飲料比注射點滴還有效，且安全！

注射的方式，是跳過消化系統，直接進入血液中。但我們無法保證「點滴」在製造的過程是否受到汙染？過期了沒有？點滴是一種強迫吸收法！喝下去的流質則會先進入消化系統，若有不適的狀況，還能透過「吐」或「拉肚子」的方式排出體外。

事實上，定期的健康檢查、吃健康食品、運動等，也不能保證完全健康。身體出問題時，光向醫生求救是沒用的，只能找回自己的力量。在身心靈的觀念中，我們有能力創造疾病，就有能力讓病好起來。即便現在的你是健康的，也必須有身心靈成長的觀念，以備不時之需。這也是我鑽研、推廣賽斯心法最大目的之一。

我曾看過某篇關於人瑞的報告。有一個組織叫做「人瑞的長壽俱樂部」，裡頭的成員都是高齡人瑞，其中煙、酒不離手的不在少數。

這並不是鼓勵大家抽菸、喝酒；而是讓我們了解，這些外在因素並不是影響健康的主要原因。長壽只有一個秘訣，讓自己快樂及找到生命的價值與重心。長壽者，都是笑口常開的人；長壽和他們的飲食習慣沒有絕對關係。

大家要建立基礎觀念：人的思想和細胞一樣的重要！在身心靈領域中，我們可以將思想和細胞畫上等號。也就是說，**當人們有好的思想，就會有好的細胞**。

好的思想還會帶來好的情緒，免疫系統才會健全！現代人罹患免疫系統疾病愈來愈多，這是因爲有太多不安全感的思想所造成。好比探討這個社會安不安全，有人覺得好、有人覺得不好，皆在於個人的觀點。然而，思想對人的影響是很大的。如果你只是提供細胞最好的居住環境，空氣清新、食物均衡，加上每天運動；可是你的思想卻很悲觀、負面，是無法擁有健康細胞的。

細胞的好壞，和我們給它的營養沒有絕對關係。就像養育一個孩子，除了食衣住行基本照顧外，還必須有愛心、鼓勵、接納等等精神上的關懷，這樣才會成就一個身心健全的孩子。

這就是爲什麼在好的環境、飲食、運動下，人還是會生病的原因。目前醫學最大的瓶頸和無力感，就是沒有認清這個事實！

身心靈的成長與學習，是唯一的治療方法

在早期，肺炎是造成死亡的重要因素；現今死於肺炎、肺結核的人已經很少了。不過，我們常會在一些長輩的死亡診斷書上發現一行字：心肺衰竭或肺部感染併發敗血症。

很多病人到了患病後期，常會因爲呼吸功能出問題，必須做氣切或插管手術。氣切就是在頸部氣管位置切開一個小洞，放入氣切管，透過氣切管自行呼吸或連接呼吸器呼吸與抽痰。會做「氣切」手術的病人，也可能是因爲口咽部分有腫瘤，空氣進不去。

「插管」顧名思義，是把一根氣管內管經由病人口腔或鼻腔，穿過喉嚨與聲門進入氣管深處。然而，任何的「插管」，都容易造成感染；因爲管子上面容易附著一些細菌、髒東西等。人體會排除任何不是它的東西，很多時候連點滴的管子本身，就是感染的來源。

肺部可能因爲感染引發敗血症，這在使用呼吸器的病人身上尤其常見。因此現代人若死於肺病，並非原始病因導致，而是醫療過程的結果。

眞正死於肺部疾病的主要病因，大部分是肺癌，其中又以肺腺癌最常見。我們的呼吸道佈滿分泌黏液的細胞，又稱爲腺細胞。所以肺腺癌也就是肺部的腺體細胞癌。許多臨床上個案顯示，肺腺癌與抽菸無相對關係（有強烈關連的是肺上皮細胞癌）。

肺癌、肝癌和卵巢癌都屬於沒有早期徵兆的癌症，常在發現的時候，已經是中晚期了。很多患者知道自己罹病的同時，也得開始面對死亡的問題。醫生所能給予的建議，也只有把握剩下的日子，快樂過完這一生。

肺癌的治療過程，非常令人難熬。尤其是末期的肺癌，常會轉移到大腦，有些甚至會壓迫到視神經。西醫對於末期肺癌，常是束手無策。

在醫院裡，醫生不會告訴你：「某某人，你的細胞很不健康。根據醫學檢驗出來的結果，我們相信這是因爲你的思想很悲觀、負面，所以細胞病變了！」沒有醫生會告訴我們這句話，可是，這才是治療的關鍵！

研究賽斯心法多年的我，常想著是否有更有效的治療方法。在多年的觀察與研究中，我理出心得來：惟有開始接受身心靈的觀念，讓自己活在學習與成長中，才有機會讓肺癌痊癒。

用愛的能量來保養肺

「我從小就是最懂事、最努力、爲家裡付出最多的人。可是父母愛的卻是其他兄弟姊妹。」這句話，我常在肺癌患者身上聽到。覺得自己沒有得到父母足夠的愛，是他們感嘆與埋怨的重點。

因此，我常提醒爲人父母者，要注意自己對子女們的態度是否過於不平衡。千萬別認爲哥哥姊姊就得讓弟弟妹妹，只因爲小的比較不懂事；大的就要照顧小的，小的不管對錯都要尊敬大的，這樣才不會造成教養上偏頗的狀態。

更重要的是，不能以孩子的外在成就來決定對待他們的方式。不管是成就高低、錢賺多少，都該一視同仁，更不該有一種心態，覺得賺錢多，有成就的小孩就應該無條件的資助其他兄弟姐妹，這種不平等的心態常會造成孩子內心的不平衡。

每一個子女都有其特性與優缺點，當父母的人要從各別角度來體會他們的心境。

在我的個案中，肺癌患者都有類似背景，大多年約五、六十歲，在非常刻苦耐勞的環境中成長。他們的生存哲學是，人就是要奮鬥，要有工作、有生產、有收入，才有價值。他們是非常兢兢業業的人。

其中一個肺癌末期的患者曾用「鬥雞」來形容自己！在工作崗位上，他不斷和人鬥爭，想盡辦法踩著別人往上爬，因爲他內心有一種生存恐懼，「活在這世上就是要競爭，否則會被淘汰！」

從身心靈的角度來看，這個想法既對，又不對。不努力會被淘汰，所以要勤奮向上，這是好的；可是若怕沒有奮鬥就被淘汰，讓別人取代自己，每天活在不安全感中，這樣的信念只會給自己過度壓力。因此，導致肺癌眞正的原因，不是出於肉體，而是整個思想系統出問題，這個人已經進入痛苦的人生觀。

得知這位像鬥雞一樣勇猛的患者和父母的關係，也是建立在「外在價值成就」上，缺乏愛的滋潤後，我對他說：「你回去告訴父母，你得到肺癌快死了！弄清楚父母到底愛不愛你。」

「我不敢講！」職場上奮勇殺敵的男人，這個時候退縮了，「我怕，如果父母知道我生病不能賺錢，可能更不愛我了！」

最後，在我的力勸下，他終於向父母坦承以對，說出心裡的感受；也因此發現，父母其實是愛他的！

我認爲這件事，成爲他病情改善的關鍵點。原本醫學宣判他最多只能活九個月，可是他已經存活超過五年了！而且每天生龍活虎，不是病懨懨地靠著化學治療維生。當他的人生觀改變，人生也隨之有了重大轉變。

中國四大名著《紅樓夢》裡的經典人物林黛玉，因主角寶玉與寶釵成婚，氣鬱咳血而死。由現今醫學角度來看，她死於所謂的肺結核。

她可說是紅顏薄命的代表。然而，個性好強的她，其實有顆自卑的心。再加上多愁善感、ＥＱ不夠高的個性，在無法和所愛之人長相廝守後，抑鬱而終。

愛，從古至今都是生命一大課題！每個人的內心都有一種對愛的渴求，可是當我們的思想落於人與人之間只有殘酷競爭及利用的信念時，會讓最單純的「愛」也變得不單純了。我們開始覺得，只有外在物質才是王道，有了錢，父母才會愛自己；有了錢，才能讓人看得起；如果剛好又不滿意自己的成就，勢必過得不快樂。這麼多內心的衝突與掙扎，就會讓人開始生病。

我們都知道，在農業社會裡，牛是農夫們不可或缺的幫手。一頭牛會影響整家人的生計。也因爲感念牛的辛勞，有些人是不吃牛肉的。對於這麼辛苦工作、重要的一頭牛，農人們除了餵牠吃草外，也將牠當家人般疼愛著。

萬物都需要愛的能量，動物需要，人類更不能少。**中國人講的「氣」，其實是一種愛的能量！**如果我們想保養「肺」，就必須在兩大人生觀上做努力。

第一，和周遭的人多進行情感交流。

很多肺癌病人在「生存」的信念系統上，認爲生命只有工作才有活著的意義。

某程度上來說，他們相當的現實功利；相對的，在他們退休後，很容易因爲找不到存在的價值，而提早離開人世。

我發現這群人將很多的時間花在工作及動腦筋上頭，不懂得如何去生活，永遠只在擔憂社會治安不好，環境如此競爭，孩子將來怎麼活得下去？對於未來，只有恐懼，沒有希望；他們沒有生活，只有生存。

我常講：**生存是你唯一不需要考慮的！**人來到地球是來學習成長、享受喜悅的。生存不難，好好生活才需要學習。

第二，相信且認為你是值得被愛的。

用身心靈角度來看，肺本身是一個濕潤的器官，藉著空氣中愛的能量來滋潤它。當我們不斷奮鬥，太執著於生存競爭，便沒有足夠的情感滋潤；尤其是渴望得到父母關愛的這塊需求沒有被滿足時，就會過於乾燥，出現問題。

我們必須改變思想，相信且認爲我們是值得被愛的，拿掉無須有的自卑感。任何人都是獨特的，沒有一個人的存在是多餘的。

檢查內心的情感衝突

我們已經知道，肺部系統和愛的能量有極大關係。有些孩子久咳不癒、又找不出生理原因時，我通常會建議父母親和孩子好好聊一聊，了解這孩子有沒有一些內心、情緒上的問題；是否有些想說的話卻說不出口。

在我所寫的《用心醫病》一書中，也提到過，很多時候咳嗽是一股氣積壓在胸口出不來，有時候是一種不滿又說不出口的情緒，滿滿塞在胸口。

曾有一個學員因五、六年來的耳鳴問題向我求助，他看過醫生，也服了藥，症狀仍時好時壞。我問他在耳鳴開始之前，生活有發生什麼重大事件嗎？他愣了一下，才告訴我，六年前他的父親心臟病突然發作送醫不治。

「你有因爲這個事件而自責嗎？」我又問。

接下來，相信大家已經猜到原因了。這學員幾年來都活在自責中。他懊惱自己太晚發現父親的病情；常想，若早點將父親送到醫院，父親是不是就能得救！他更後悔，自己沒有把握父親在世時的相處時光。

「這就是你耳鳴的原因！這五、六年來，你的內心其實充滿了自責的聲音。」聽到我這句話，他當場哭了出來。

因爲自責的聲音不停地干擾他內心的平靜，所以出現耳鳴現象。只要試著面對內心自責的聲音，耳鳴症狀會逐漸好轉。我也讓他明白，他父親突然的離去，並不是意外，是自己的選擇。

每個人的死亡過程，都很符合此人的個性和做事風格。有些人就是不想拖泥帶水、臥病在床，連最基本的生活能力都要假他人之手。他們不要這樣活著。

學員的父親想要無預警的心臟病發死亡，這是他選擇離開這一世的方法。我們可以懷念死者，但不需要認爲自己有過失而自責。

當我們不再凡事都從身體角度去考量，重新回到思想上，檢查自己的內心世界，才能找出疾病的根源。

某些身體症狀在醫學治療期間的確好轉了，這背後包含了許多不被察覺的原因。可能那段時間，衝突的心境自行緩解了；或者由於醫生或家人的支持，讓病人重新感覺到愛的流動。諸多心境的轉換，都是讓病好起來的關鍵；病是會自己好的。

我常說，做健康檢查不是壞事，但要觀照的是其背後的心態！有人會質疑正統家醫科出身、過去常在幫人做健康檢查的我，爲什麼會說出這樣的話來。的確，早期發現可以早期治療，但重要的是，我們有想過生病眞正的原因嗎？

治好了，就代表不會再生其他的病？更何況有些檢查還不一定能早期發現；發現了也不一定有辦法治療；更不用說，發現時已經是末期、醫學也無能為力時該怎麼辦！

這樣說並不是要大家不去做健康檢查、打擊大家的信心。而是要讓大家知道，有個更有效且有意義的檢查，不用透過專業的儀器，自己就能隨時隨地自我檢視一番。那就是檢查你的思想、你的人生，你快不快樂？是終日鬱鬱寡歡，還是開朗過日！

當醫學愈發達，疾病也愈多！大家過於依賴藥物，而沒有回去尋找自己的思想。我們成了自己最熟悉的陌生人，沒有覺察到日子活得多焦慮、有多少灰色的念頭。這也是近年來很多疾病不若往常觀念，易發於老年與孩童身上的病，反而出現在青年與壯年時期的原因。

檢查身體的結果只是提醒自己：是不是該回頭來檢查內心世界了！數據是一種參考，參考我們過得快不快樂。

當身體的疾病治好了，人還是每天活在水深火熱中，早晚會再生病的。眞正的治療不在肉體上，而在心靈上。因爲心靈的能量會變成物質；細胞的病變也是從思想而來——由悲觀、負面的思想所造成的。了解這一點，人類疾病才有救！

如果明天就是世界末日了，今天的你想做什麼？

「如果明天就是世界末日了，今天的你想做什麼？」這個問題，是不是也讓你有種熟悉感？在我們的一生中，或多或少都曾思考過這件事。如果明天就要離開人世，今天的你想做什麼？

和家人朋友好好道別、吃盡想吃的東西、把銀行的存款統統花光、對喜歡的人告白……大家講得興高采烈，於是世界末日變成了心願的實現。

可是當有一天，我們被醫生宣判，只剩下三個月可活的時候，卻沒有了當初的豁達與率直，反而不知所措，痛徹心肺……

面對「日子所剩無多」的病人向我哭訴，我總給他們兩種選擇：

「從今天起，你可以每天哭，哭到三個月後離開人世；或者從明天開始，你每天都開心的笑，和朋友相聚、到處旅遊、吃遍美食，痛的時候就服用止痛藥，快樂的走到人生盡頭！」

快樂也是一天，痛苦也是一天！很多人會說，說起來簡單，做起來很難。其實只是個念頭的轉變而已！

去年有則國外新聞報導，述說一名婦女被醫生告知罹患末期癌症、生命所剩無幾後，毅然決然賣掉房子、提出所有存款，與丈夫到處旅遊、度假。當她的積蓄花光那天，癌細胞也消失了！

這類案例其實不在少數。很多人在臨死之前，常感嘆這輩子沒有真正活過。可是什麼又叫眞正活過？

我常講，我們要做的只有好好面對今天！如果今天都不能好好過，擔憂未來又有什麼意義！

很多癌末個案，在我的建議下改變生活模式，讓每一天都活得很快樂後，癌症反而痊癒了。有趣的是，有些人得知自己痊癒後，反而罹患了憂鬱症，因爲他不知道接下來要做什麼。再度回到職場？面對不喜歡的家庭關係？繼續人與人競爭的生活？

這時候反而是人生課題的開始！在身心靈的思想中，將自己活得健康、快樂且充實是基本要求。在生命旅程中學習、成長，才是我們來到這個世界上的主要功課。

真正的健康檢查，是開始回到自己的內心，檢查你的念頭、情感，那些不為你所察的心理活動。知道自己的思想及基本精神習慣，就知道細胞的健康度，人生會如何進展，自然也不言而喻。

「小孩子擁有的最少，快樂卻是最多；成年人擁有的最多，快樂卻是最少！」這是因爲孩子的思想單純，沒有對未來過多的煩惱，只有活在當下的快樂。相對的，年紀大的人也不代表體弱多病，只有思想較負面的老人才抵抗力弱。

在賽斯心法中，從來不認爲年紀大就應該多病、多癌症、免疫力差，這是不正確的醫學觀念！年紀大的人，的確容易操心、較悲觀，沒有安全感；是這些思想造成體質虛弱，而不是歲月影響健康！

這樣說，並不是要大家擔心自己有沒有負面思想且成天緊張兮兮。我們不必去排斥壞的思想，而是盡量選擇正面、開朗、充滿彈性的思想來看待生活。

人之所以偉大，是因爲我們有創造自己人生的力量！我們可以選擇受外在環境多大的影響；也可以改變自己的想法，讓正面與負面成爲一線之隔。一切都操之在我！

有人可以處於優渥環境仍痛苦不安、有人可以因為別人的一句話就結束生命；也有人家徒四壁，還是笑臉面對每一天。是我們決定自己要多難過、悲傷；多怡然、快活。人是實相的創造者，每個人都有能力選擇人生。

許醫師聊天室

問：人都會有內心的黑暗面，我們該如何化解負面的感受、建立健康的思想？

答：首先，我們必須終生學習。人若過著一成不變的生活，終日閉門造車，思想自然也封閉。唯有透過不斷學習成長，多閱讀、多聽講座；藉著這些過程而體悟到思想的流動與方向。

而什麼又是健康的思想？有句諺語這樣說：不管黑貓、白貓，會捉老鼠的就是好貓！用一個簡單的比喻，好的思想能帶來好的心境、心情與健康。

好的思想，就是信任生命，能讓心打開。它不是一種憤恨、衝突或自責。凡是讓身心痛苦的思想，都不能歸納爲好的思想。

但這也不是要大家害怕壞的思想。因爲壞的情緒，有時候就像暴風雨一樣，有負面能量宣洩之後，能夠幫助我們理清自己的身心狀況。這就是我們所謂的修行，也就是賽斯心法很重要的一句話：我創造我自己的實相！

思想不只會變成細胞，還會形成命運。當我們對思想愈了解，也更能知道未來的走向。內在的思想、情感與想像力是因，外面的世界是果，我們都是自己的造物主！我們是來學習愛、智慧、內在感官與創造力的實習神明。

實習神明在創造過程裡，使用的是思想、信念，及對世界的觀點和情感。然後於內在小宇宙建構出想像力的世界，再透過衝動和行動把思想轉化爲實相。

簡單一句話：人生有夢、築夢踏實！如何把內心的熱情、對於生命的活力，轉化爲生命的動力，是現代人最需要學習的功課。

許醫師給肺炎・肺腫瘤患者的小提醒

學習信任永遠是人生最重要的功課，如果說慢性鼻竇炎和過敏性鼻炎是一個人因為內心的恐懼、不信任，而想把世界關在外面的老企圖，那麼，肺炎及肺腫瘤的發生，更是內心更深的恐懼及對生命的不信任。

那麼，請跟著我的導引而做以下的練習：將注意力集中在下腹部丹田的位置，緩慢的吸氣及吐氣，將整個宇宙、大自然、周遭一切的人事物視為具有善良的意圖，將空氣視為充滿溫暖能量的生命力。在內心告訴自己，我信任生命、信任愛，我要全然打開自己的心胸，用全然的信任，將滿滿的愛吸入肺部，相信肺因為全然的信任及愛而全然療癒！感恩一切。持續做以上的練習，直至身心充滿平安喜樂的能量為止。

我告訴「嚇壞腎」先生，他必須先將恐懼拿掉，才能改善腎臟問題。每天活在恐懼中，不但生活沒有品質，腎臟也不會因爲「害怕」多一點，就不惡化；它反而會每天發抖——主人把好多恐懼的能量給了它，它不病變也難。既然怕也是過一天、不怕也是過一天，不如讓生活過得快樂一點。

8 腎臟病

卸下心理武裝，超越恐懼選擇信任

一天裡，我們有數次排尿的自然反應，在這些過程中，多數人能注意到的，大概是憋尿、尿急，或排放後的舒暢感。在這些自然感受的背後，我們很少注意到，「腎臟」在人體中扮演什麼樣的角色，除了生理上的功能外，在身心靈層面上又有什麼樣的影響！

腎臟在人體的功能

腎臟位於後腹腔兩側，負責過濾血液中的廢物（主要是含氮廢物），最後產生尿液，經由輸尿管、膀胱及尿道排出體外。因大量血液會通過腎臟，所以它還有調節血量、血壓和部分新陳代謝的功能。

醫學中檢驗腎臟功能有兩大指數：Creatinine和Bun，指數的高低，代表腎臟機能是否正常。當腎臟沒有將含氮廢物過濾掉，及該留下人體需要的營養蛋白質時，腎臟功能便會亮起紅燈。

有腎臟問題的患者，可能會有尿蛋白、水腫、高血壓，或貧血等症狀，須視腎臟哪部份功能失調來診斷。

讓血變成尿，是腎臟的功能，因此尿裡面不能有血紅素；腎臟發炎、腎腫瘤，或是腎結石，都可能造成尿裡有血。不過，有些尿出血可能與尿道有關，或男人攝護腺發炎、睪丸問題，也會產生這類現象。

從腎結石看人生

坊間常有菠菜和豆腐一起吃、憋尿，以及攝取過多鈣片、維他命C會造成腎結石的說法。大家必須有一個觀念，形成腎結石的原因與這些因素沒有直接關係！

當我還在台北市立仁愛醫院急診室當住院醫師時，常碰到因為腎結石引起劇烈疼痛的患者來求助；這類患者大都有類似的背景，他們常是家庭經濟的支柱。

我的母親，也由於嚴重腎結石而拿掉一顆腎臟；腎結石的問題是在婚後頭幾年發生的，那時她正經歷一段對婚姻、家庭不適應的痛苦時期。

從身心靈的學習加上多年的看診經驗，我察覺到，腎結石是「求助無門」的顯現。不僅僅是經濟、婚姻壓力，而且內心想休息、不想承擔責任。但囿於現實因素，逼迫自己得堅持下去時，內在矛盾和衝突會產生壓力；在時間的累積下，痛苦終於形成「結石」。

當人的心被一塊大石頭壓到喘不過氣，又無法將石頭拿掉時，壓力在腎臟裡集結成石頭；想藉由將腎臟結石排掉的行動，當成心理上將生活無形壓力排除的一種象徵性動作。

然而，人活在世界上，有多少時候不被壓力、恐懼和不安所影響呢？

我常告訴大家，我們必須定期清除內心的壓力，將心中的苦痛表達出來。適度的壓力雖可讓人成長，大多數人卻是背負著過多的壓力很久了。

在傳統觀念裡，認爲男人就該養家活口，要撐起一片天，不能有軟弱面。這也是爲什麼腎結石好發在男人身上的原因——男人好強、愛面子，往往用「硬撐」的方式來掩飾自己的脆弱與不足之處。

可是男子漢眞的就是「大丈夫」嗎？其實很多時候，他們也想當個「小男人」。希望有個肩膀能夠依靠，可以盡情的哭，訴說承擔責任的辛苦和心酸。

因此，女士們若碰到先生的軟弱面，可別罵他：「你還是個男人嗎？給我堅強一點！」只需要將肩膀借給他們，靜靜傾聽；當情緒宣洩完後，他們又能心甘情願、喜悅地去工作。

女士們也無須擔心，這麼一來自己是否要外出工作，幫忙先生承擔家計。很多的心理問題都不是要對方幫忙解決，只是想找個人說出來；**要解決的是心情，不是事情**。輕拍肩膀，說聲「辛苦了」，很多問題就解決了。

當腎臟出了問題，是提醒我們一定要學會將心中的苦說出來，只靠打體外震波碎石並不是解決之道。壓力藏在心裡是不會消失的，反而還會生利息。如同腎結石，就是一種心理上的結晶。我們要養成定期清理內心負面能量的習慣，要知道壓力的來源在哪裡；如果暫時無法去除壓力源，也要有抒解的管道。

在此建議大家，至少擁有一兩個能聽、能講的知己朋友；對方不一定能給自己意見，也可能左耳進、右耳出，但只要抒發完了，心也能舒暢許多。

◀身體有應付周遭環境的能力

古老的智慧認爲，人體是由地、水、火、風所形成。人類的基因在上萬年的傳承下，也與宇宙萬物有過無數交集，人人代代相傳，到現在的每一個人體，都是經過千錘百鍊來到今天。這也說明了一點，身體有應付周遭環境的能力！**身體從小到大不斷接受土地而來的東西，所有來自地球，這片大自然的能量，都在人體的接受範圍內。**

身心靈的醫學認爲，身體本就俱足抵抗任何細菌或病毒的能力。在我們生活的環境裡，空氣、食物、水、過敏源等等，所有物理上、生物上的因子，對身體而言都不是問題，它有著非常完整的免疫系統。

身體會幫忙處理進入體內的所有物質。不管是喝下去的水、食物中殘留的少許農藥、吸進的空氣，都可以放心地交給身體。

很多病毒、細菌、藥物對身體的傷害，只不過是表面現象；在這些因素出現前，身體早已被負面能量傷害。**真正讓人生病的，都不是環境的因子，而是負面的**

思想和情緒，這是身體應付不來的，人類必須要有意識的負起身體健康的責任。這就是爲什麼醫學發明抗生素，卻還是有人生病的原因——根源並不在病毒和細菌。

當身體盡好自己的本分時，我們的本分又在那裡？我們要開始覺察，自己有沒有每天產生很多負面思想和情緒？當這些負面能量產生時，是否去宣洩、疏導它？

如果沒有，我們的身體就會出問題！因爲，身體可以應付全世界最毒的病毒，卻無法應付意識心長期所產生的負面能量。

我的一位患者，從事生機飲食十幾年，可說是生機飲食的專家，後三年更是全吃有機蔬菜，可是她卻得了大腸癌。

她把力量、金錢花在如何吃得健康，卻由於婚姻問題，每天都活得很痛苦。無法和先生相處，讓她情緒糟透了，在委屈和憤怒中生活。

當這些心理層面問題沒有處理，吃再多的生機飲食也沒有用，反而更容易得癌症。因爲對飲食控制做得愈嚴格，表示對身體愈不信任！

很多專家，教大家怎樣飲食才會健康。這一部分能力，身體本來就有，並不需要教導。我們唯一要做的，是對身體產生強大信心。就像對自己的孩子一樣，對他愈有信心，孩子會表現得愈好。想要身體健康，唯有不斷地信任它！

萬物是共生的，地球如果沒有細菌和病毒，人也活不下去！我們的醫學從未認出萬物是合作的，以爲是外來物讓我們生病。身體和萬物本來就是和諧相處，只是人的意識一直成長，忘記身體原有的本能，以及思想的力量。目前人類該學習的是，如何透過思想、情緒的改變，重新調整身上的每個器官，讓身體回到原本該有的健康面貌。這是每個人都有的創造力！

別用恐懼滋養腎臟

有句成語為「聞風喪膽」，指聽到一點風聲就嚇破了膽，形容對某種力量的極度惶恐。很多人會覺得「嚇破膽」是誇大的說法，但我就曾有位個案，把自己的腎臟給「嚇壞了」！

這位「嚇壞腎」先生來找我，是因為驗出Creatinine指數2.7，被醫生宣佈為腎衰竭；聽到這樣的結果，他整個人崩潰了。

探究他的病史後發現，在他六歲那年，由於吃西藥傷到腎，之後就開始到處求醫的生活。在當年醫藥不發達的鄉下，他的病情始終沒有好轉，直到碰到某位挖草藥老人給的一帖藥方，才將腎臟問題治好。

也因為這個「陰影」，讓他非常注意健康，該做的檢查沒有少過；卻在四十六歲這年，又驗出腎臟有問題，他覺得自己的人生也伴隨著腎臟衰竭了。

在身心靈觀念中，**腎臟病常與內心的不安全感、恐懼有關**。我常說，「養病」就像養小雞、小豬般，會愈養愈大。這個案四十年來，活在恐懼腎衰竭的陰影下。

這樣的腎臟，怎能不辜負「期望」，用「衰竭」來回應呢？這等於用「恐懼」來滋養腎臟！

這也是爲什麼，許多老人家腎功能較差的原因。很多上了年紀的人，常常沒有足夠的安全感，害怕孤獨、被遺棄，沒有生活能力。這和老化沒有關係，而是心態上的問題。當我們長時間泡在水裡，皮膚會泛白、變皺；換個角度想，如果每一天都將腎臟泡在大大小小的恐懼中，結果又是如何？

我告訴「嚇壞腎」先生，他必須先將恐懼拿掉，才能改善腎臟問題。每天活在恐懼中，不但生活沒有品質，腎臟也不會因爲「害怕」多一點，就不惡化；它反而會每天發抖——主人把好多恐懼的能量給了它，它不病變也難。既然怕也是過一天、不怕也是過一天，不如讓生活過得快樂一點。

身體可以應付自然環境，但對於不斷產生的負面思想卻無法招架。我們必須重新回來檢視自己對生命的態度，並建立正確的身心靈觀念。常常問自己：

第一，我是否又處於恐懼、焦慮中？

第二，我對身體是否有足夠的信心？

問完這兩個問題後，靜下心來，慢慢去感受生命要告訴自己什麼。

賽斯心法告訴大家：整個宇宙都是安全的！我們要感覺自己活在安全的世界裡。而且身體天生就是健康的，它本該如此！

自然攻擊性的目的

愈來愈多的研究、報導、書籍告訴我們，生氣是健康、有益的情緒表達，它讓人正視問題，進而激發正面的改善。

任何的感受，包括愛與生氣，都是一種自然的攻擊性。所謂的「攻擊性」並不

是去攻擊他人，或其他負面涵義，而是指一種「創造性」。比如，當我們對一個人有強烈的愛時，會藉由笑容、擁抱、寫信，送禮物給對方等來表達那份愛意，這就是一種自然的攻擊性。

自然的攻擊性有兩大目的：表達與溝通

生氣的「表達」，是讓對方知道自己的感受，不是攻擊行為；讓對方知道自己不舒服，爲的是不讓對方繼續這樣對待自己，這就是一種「溝通」方式。

例如搭長途客運，若後方乘客脫了鞋子，還將帶有異味的臭腳丫大剌剌跨在前方椅背上時，我們很難沒有生氣、不舒服的感受！這種「不快感覺」，就是一種溝通、表達的方式，它提醒自己必須「採取行動」，可能禮貌地請對方放下腳；若來者不善，也可以請司機處理。

「自然的攻擊性」並不是去對所有人生氣，而是勇於表達自己的感受。比方隔壁鄰居老是把車子停在你家門口，影響到出入，還態度不好，認為理所當然。如果眞放得下，認爲吃虧就是占便宜，那也無妨。但更多時候，是敢怒不敢言；內心情緒波濤洶湧，卻不敢表達。這時候，自然攻擊性就是要幫助人去爭取自己的權益，讓對方知道，要停車可以，但影響到出入時必須配合快速移走。

我們不鼓勵欺壓他人，但也不能讓自己一直被人欺侮。當自然的攻擊性出來了，不是表達出來、就是傷害自己。生氣不代表脾氣不好、要和對方撕破臉，而是讓對方知道自己的感覺，對方才能夠尊重自己。

告訴別人自己的主權，讓對方知道你的感受，反而才是眞正的和諧！讓人家知道你的界限在哪裡，界限是，你不能一直把臭腳丫放在我的椅背上；你不能打開我的衣櫃，看對眼就拿走我的衣服。

人有自己的界限，當界限完整了，心才會自在！不要當一個所有人都認為，可以隨意踐踏你的感受、沒有尊嚴的人。愈是讓人知道你的感受，愈不用怕傷感情！

◀為了「和諧」的「衝突」

大家可能都有經驗，和某些人相處只要五分鐘就會發脾氣。要一個人五年都沒有脾氣，人大概也沒了「生氣」！我就曾有個助理，認識她五年，從來沒有見過她發脾氣。可是，她是個洗腎的病人。

有的人修爲非常好，讓自己心如止水，沒什麼情緒波動。但是多數以爲自己沒有脾氣的人，其實內在早已沸騰，情緒只是被壓抑出不去，最後反而傷了身體。

每個人對「生氣」情緒處理的方式都不同。有些會讓對方知道自己的不滿，即使不講，也會擺一張臭臉「明示」；有些不想讓對方知道，但會找第三者大吐苦水；最糟糕的方法，是將情緒徹底藏起來，這是最容易導致腎臟病的重大因素。

仔細去觀察腎臟病患者，會發現在與人相處發生摩擦時，常有兩種舉動：

第一，爲了保持和諧關係，把脾氣壓抑下去。

第二，極力掩飾情緒，不讓人發現，但內在常有一個壞脾氣、甚至有些霸道的自己。

第三，個性好強、不服輸，底下卻隱藏一個害怕衝突被罵的膽小自己。

我們常會因爲「安全感」不足，不敢將生氣的感受表達出來。舉例來說，多數的孩子比較敢對媽媽表達不滿、耍耍脾氣，卻不敢對爸爸有同樣舉動。這是因爲孩子知道，對媽媽發完脾氣，媽媽仍會繼續愛自己，孩子和媽媽的相處有足夠的安全感。

像繼父、後母、養父母這類的重組家庭，在安全感上就較爲不足，所以才會有

「後母難爲」的說法。後母和孩子的關係很容易破裂，難以將對方視爲自己人，沒有建立彼此間的信任感。

很多有腎臟病問題的人，其實脾氣不好。在他們的成長過程中，並沒有足夠的安全感，以至於不敢對最親近的人發脾氣。這類人覺得讓對方發現自己生他們的氣，是件不安全的事。當很氣一個人，又不敢讓對方知道，甚至對第三者講的舉動都沒有時，憤怒的情緒又會跑到哪裡去呢？

我常說，**負面的感受不會傷害人，除非被壓抑下來。衝突有時候是必要的，但是要建立在愛的基礎上**。比如，我爲什麼敢讓你知道我對你不高興？因爲我們之間有足夠的安全感，基於信任，所以我敢說出心裡的話。

衝突有兩種，一種是互相傷害；一種是為了更大的和諧。前者的出發點，就是要傷害、攻擊對方，這樣的衝突我並不建議。

後者是爲了和諧。如果我不告訴你眞正的感覺，你該如何與我呼應？很多動物會劃定地盤，這麼做不是因爲自私，是爲了和諧。牠們讓彼此知道各自的界線，大家各安其室、互不侵犯，是自然界偉大的智慧。

有些人永遠不敢和別人起衝突，但內心非常的痛苦！他們把痛苦放在心中，沒有辦法讓對方知道自己不高興；可能被強迫逛街，明明很生氣不想去，卻又乖乖陪著出門，沒有表達自己的想法！

某位在公家機關服務的先生來找我，他正面臨洗腎的問題。時常覺得壓力很大的他，細問之下才發現，其壓力來自「人際」上。他對同事的工作態度感到生氣，卻不敢讓對方知道，甚至完全讓人看不出他有不滿的情緒。

在賽斯心法裡，生氣和憤怒並沒有錯。生氣就是生氣，是要讓對方知道自己的感受，知道你生他的氣，以便達到更大的和諧，而不是表面的和諧。可是很多人因爲害怕衝突，一直維持在表面的和諧，讓自己處於情緒的煎熬中。

有時候人生是需要衝突的，而且這個衝突是正面的、建設性的，是一種意見的溝通，爲了要表達自己的感受，否則無法建立更大的和諧。

◀讓感受流動

感受沒有對和錯，感受就是自己的感覺。表達自己的感覺一定會傷害到對方嗎？

我有一位身心症的患者，一直爲自己的「身分」所苦。他的身分證欄位中，寫著父不詳；母親則是姨媽的名字。因爲上一輩的約定，他從母姓，且被過繼給姨媽。這對一個從小到大被貼上「父不詳」標籤的孩子，是很大的傷害。他總是想著自己到底是誰，是人家不要的孩子嗎？這件事讓他直到成年後，仍覺得很不舒服。

我建議他可以認祖歸宗，把姓氏和父母欄位改回來！

他很爲難的告訴我，怕這樣做會傷害到姨媽和家族長輩。

我告訴他：「他們當初幫你做這個決定，有尊重過你的意見嗎？有考慮過孩子的心靈上會受傷嗎？何況在欄位上塡入的是自己親生父母姓名。」

我們往往害怕情緒的表達會傷害到別人，而忘記要先照顧好自己的感受；只要不是蓄意去傷害、侵犯別人，就不用擔心對方會不會受傷。況且，會不會受傷也是對方自己的選擇。如果要顧慮到每個人的感受，那自己該怎麼活下去？

賽斯說過，我們都活在一個愛的宇宙當中，再怎麼樣都不會被遺棄、放逐。

我曾在一場演講中提到，在大學時期，我曾希望爸爸死掉！當我父親看到這段演講錄影時，起初很震驚自己的兒子有過這樣的想法；但後來他感受到，這段話的背後有著我對他多深的愛。

從小，我就是個聽話的孩子，一直想有所成就來符合爸爸的期望。直到進了醫學院，我的內在仍處於要不要當醫生的掙扎中。當時的我，自然而然產生一種感受：如果爸爸死掉了，我就不會矛盾，因爲不用符合他的期待，可以無後顧之憂走自己人生的道路。

我是那麼的愛他，以至於不忍心他對我的期望落空。他的期望讓我的人生有了衝突與掙扎；但也是後來因爲認出了那份愛，我願意在醫學院繼續堅持與努力。

所以希望爸爸死掉的感受，是愛還是恨呢？

有的孩子會對父母怒吼：「我眞希望你們出門被車撞死！」他表達自己的感受並沒有對錯，其實在這句話的背後所要傳達的是：「爸媽！我們是一家人，我很愛你們，你們彼此也很相愛；可是你們爲什麼要整天吵吵鬧鬧，從來不在乎我會不會傷心、難過！」

當孩子表達眞實的感受時，我們要學著接納與體會，而不是難過或被嚇到。我們要聽到這句話背後有多深的愛，孩子多希望父母可以和好！如果我們對愛有信心，就要勇於表達，所有的感受最後都會回到愛。只有了解這點，才能活得喜悅、自在。

在身心靈哲學上，我們不用自己的感受去傷害別人，但如果要顧慮到每個人的感受，我們也會活得很辛苦。今天怕這個人生氣、明天怕那個人白眼，每天只求和諧，害怕有絲毫不愉快的氣氛，身體怎麼會健康呢！

真正修行的精神是把自己的身心照顧好，當心中的愛豐滿了，才能將愛流出去！如果自己每天都活在委屈、憤怒中，還擔心著別人會不會受傷，這根本稱不上「大愛」。

不要爲了面子、害怕別人怎麼想而不敢表達感受！我們只要對自己負責，在生命當中，做到直下承擔！只要出發點不是蓄意去傷害、攻擊別人，就不用顧慮太多。一旦身心靈的力量出來了，身體自然會知道誰是主人！

◀腎臟教會我們的事

身體與心靈相輔相成，藉由腎臟病，我們瞭解什麼叫做「感受」。感受是一種自然的攻擊性，它的目的是為了表達和溝通。溝通，有時候看起來像衝突，但它是為了建立更大和諧的衝突，不是為了傷害對方。所以，我們的感受要讓周遭的人知道，而不是因著恐懼、缺乏安全感，而積壓在內心當中。

宇宙是安全的，每個人都活在自然的恩寵感當中，我們永遠不會被拋棄！

賽斯說過，奇蹟其實每天都在發生！

從正統醫學角度來看，腎衰竭是不可逆轉的。然而從身心靈的賽斯觀念中，人體有非常多的奇蹟！人體的潛能是無限的，在一些人身上，割掉的盲腸會再長出來；有些器官有再生及自我修復的能力。但唯有信念的改變，才能造就奇蹟，身體會隨著心境的變化，產生自我療癒的功能。

從今天起，開始停止害怕腎臟會不會衰竭，因爲恐懼只會加快衰竭的速度！讓周遭的人了解自己的感受；表達情緒不是攻擊、傷害對方，只是傳達內心的感覺；不要害怕表達感受，讓感受自然的流動。

對於健康，別停留於外在層面上，要轉回心靈層面；這是一條終生學習的道路，想擁有快樂、健康的人生，唯有不斷學習與成長，這才是我們要面對的將來。

許醫師聊天室

問：我的孩子因爲先天尿道狹隘動過三次手術，目前有腎臟慢性衰竭的問題。我該如何在心理上給他積極、正面的幫助？

答：如果在醫學上該做的都做了後，接下來就是心靈的部分。從現在起給孩子另一個觀念：

「孩子，你沒有問題，你的身心靈很健康！該做的我們都做得很好了，從現在開始你沒有腎臟病，你要開始過沒有病的生活！」

我們要給這個孩子勇氣和信心，讓他在任何人面前都可以表達自己；這樣的他，反而會因爲這個病過得更快樂。

身心靈治療的威力是很強大的。我常講，很多先天性的疾病，對一個家庭來說有其因果關係，但並不是一般認爲負面的業障因果。孩子選擇自己出生的家庭，必定有他的理由。他可能是來帶給媽媽勇氣的！

或許孩子未出生前，媽媽是個很膽怯的人，做什麼事情都容易退縮；藉由孩子的病，她開始找醫生、搜尋資料，爲他的病奮鬥。母親因爲孩子，生命變得更勇敢、獨立！

孩子是家庭的禮物，他必定造就夫妻互動模式的改變，父母會因爲孩子變得更堅強；當然也會有許多意見上的不同，進而彼此溝通與體諒。很多事不止涉及一個人的因素，它涉及整個家庭的關係。只要把父母對生命的勇氣給孩子，帶領他走自己的人生。方向對了，整個家的氣氛開始改變，孩子的腎臟會愈來愈好！

許醫師給腎臟病患者的小提醒

你要問自己這些問題，在你親密的家庭或人際關係中，是否常為了和諧而壓抑了內心的憤怒及不滿？你是否內心一直有個膽小、恐懼的自己，害怕被指責，害怕被罵，害怕起衝突，所以一直壓抑自己真實感受的表達！

那麼，不要再逃避了，也不要再壓抑了，請拿回對自己的勇氣及對生命的信任，請勇敢真實的做自己、表達自己，且全心全意的相信，當能量暢通的時候，身體將加速自我療癒！

面對一個有想死念頭的人，我的心態是，同理他求死的慾望，理解他急欲解脫內心的痛苦、連一分一秒都熬不過去的感覺；但是，我並不同意他用自殺的方式。我會告訴他們：「我們沒有辦法立刻離苦得樂，那就暫時苦中作樂！既然都撐那麼久了，再撐一會兒試試看。」

9
自殺

積極面對生命的無力感

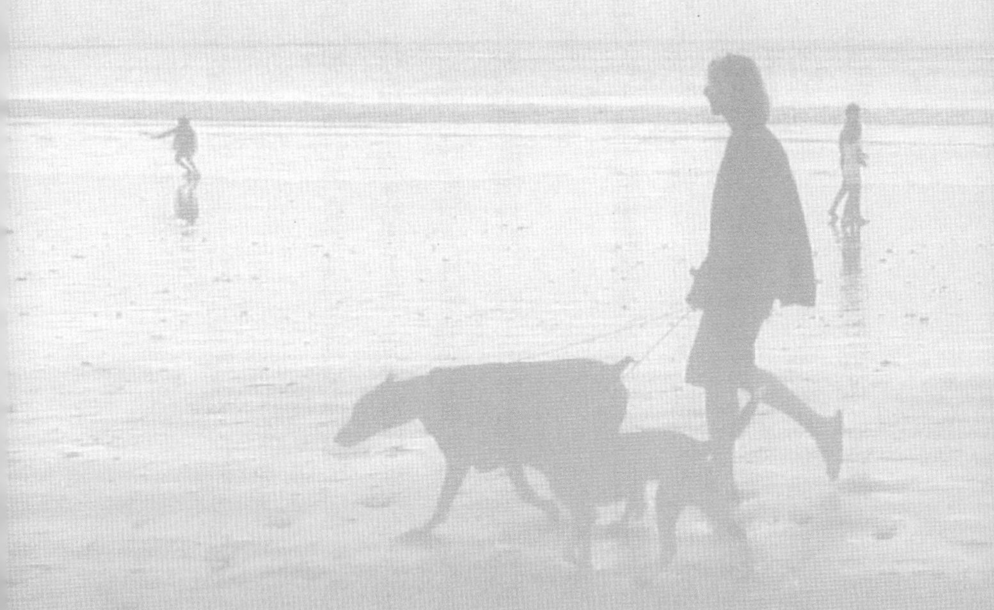

「你好棒，好勇敢！換成我是你，也許早就放棄了。你能撐這麼久，眞的很不容易……」

當我面對有自殺問題的個案，最眞實的感受總是這樣脫口而出。人的一生中，幾乎都有過想死的念頭；在生命遇到挫折、身心俱疲的時候，「不如歸去」的聲音會從最初的呢喃細語，慢慢地擴大再擴大。然而，在整個賽斯思想和身心靈觀念中，是絕對不鼓勵「自殺」的！但也不若一些宗教和民間團體，認爲「自殺」這件事是嚴苛的罪過！

賽斯認為，自殺身亡的人，是一群更需要被幫助的人，他們不但在死後不該接受額外懲罰，反而會得到更多的心理輔導！這和一般所知的，自殺者業障重、死後將下地獄、在枉死城中受折磨，或永世不得超生、淪爲畜生道等的觀念完全不同！

在我個人的觀點中，唯有自然的死亡和尊嚴的離世，才是面對死亡的態度；因此，我也不認同安樂死，我們要的是生命的尊嚴和品質。要尊重有生必有死是不變的眞理，所以在面對死亡的過程，不要「過度」急救；那是一個很特殊的時刻，「拼命」讓一個人的肉體存活下來，反而是對生命的一種不尊重！

一個人的離去，是所有人的警訊

近來小學生自殺事件頻傳，不僅台灣有，世界各地都有類似案例發生。如果我是校長、老師或父母，會問自己一句話：「我們到底做了什麼？爲什麼會讓一個該享有快樂童年的孩子，選擇自殺這條路？」

是不是我們的校園缺乏溫暖？是不是大家互不關心？是不是我們只注意孩子的成績，而忽略他們需要被愛、支持與呵護？

任何一個自殺的案例，都帶給我們警訊！要學習、成長的，除了自殺身亡的人，更是我們！為什麼我們這些活著的人，所營造出來的家庭、社區，留不住那些想死的人？

當一個社會自殺率愈高，也代表整個大環境出了問題。就像一間公司永遠在招募新職員，每個進來的人都待不久、想離職，這家公司必定有問題！

不只自殺的人要面對他的生命課題，而是整體人類都要開始反省！或許我們不認識那個自殺的孩子，雖然他是別人的小孩，但也是大家的孩子。當別人的孩子小學就會自殺，難道我們的孩子一定不會嗎？不能把過錯都推給離開的生命，對這樣的情形，我們同樣感到心痛，就好像自己的孩子自殺死亡一樣！

好比任何一個老人自殺了，我會說那也是我們的父母親，是我們的爺爺、奶奶，是我們的親人。絕不只是單純的一名個案，用這樣的心來看待，我們才會學到這個教訓。

人生的道路不好走，但再怎麼痛苦也得走！身而為人，就是來體驗和學習，超越生命的每一場考驗；我們都要牽著彼此的手，只要有任何一個人自殺了，大家都該深深反省思考。

同理勝於指責

一個想要自殺的人，需要的是被同理及支持，而不是只是反對。他的生命已經充滿挫折，覺得自己很失敗，做什麼都得不到家人的支持，被逼到無路可走；連最後一個希望——想透過「死」來解脫都被反對，當然就更想自殺了！

想自殺的人通常有最後一道防線——一個聽懂他心聲的人！

這個時候他需要的，只是一個傾聽的人。這個人安靜地聽他說，說出內心的遺憾、痛苦、委屈；這個人用瞭解的眼神望著他，不做任何的批判。當他感受到：

「全世界還有一個人懂我！還有一個人願意聽我說，且不批判我。」這個理由，讓很多人在自殺的最後瞬間改變了決定，說什麼也要撐下去！因爲還有一個人能懂，最後一絲的不捨，留住想離開人世間的心。

告訴想死的人「你不要自殺」，是沒用的！

面對一個有想死念頭的人，我的心態是，同理他求死的慾望，理解他急欲解脫內心的痛苦、連一分一秒都熬不過去的感覺；但是，我並不同意他用自殺的方式。

我會告訴他們：「**我們沒有辦法立刻離苦得樂，那就暫時苦中作樂！**既然都撐那麼久了，再撐一會兒試試看。」

想自殺的人需要大家更深的瞭解，而不是反對或抨擊他爲何有這類想法。因爲生命的本質是喜悅的，是來體會成長的每個過程。

◀需要更多關懷的靈魂

有歷史以來，自殺的人很多，包括「上戰場作戰身亡的人」，廣義而言也是一種自殺行爲。

幾乎毫無例外，所有自殺而亡的人，首當其衝的情緒必定是後悔！從身心靈角度來看，**他們所受的最大傷害是，在靈魂層面，發現自己自殺成功，而活在無盡的後悔裡**。這些靈魂會完全自我封閉、自我懊悔、自我責備，這才是自殺眞正的危機！

死後的世界並不痛苦，痛苦的是發現大錯已鑄成了！一旦發現自殺成功，回不到人間，死者會崩潰，甚至陷入瘋狂。

賽斯講過，在靈界有一些輔導員，專門輔導自殺死亡的人；他們開發出一種很特殊的輔導技巧，催眠自殺身亡者，讓其進入像做夢一樣的幻境：在裡面，自殺行爲並沒有成功。可能在上吊快斷氣的瞬間，繩子突然斷掉；或者準備跳下月台那瞬間，被跑著趕火車的人不小心撞倒在地。

人自殺若沒有成功，短時間內不會再自殺，因爲他會慶幸自己還活著；除非過去痛苦的執著又回來，才會想要自殺。所以引導他進入自殺失敗的幻境，自殺者會恍然開悟，「我爲什麼那麼傻！爲什麼一定要死？幸好沒死成！」

事實上，此人已經離世了，可是意識和靈魂會進入另外一個幻境。他開始思考事情的嚴重性，有需要要用死來解決嗎？爲了一段失敗的戀情，或者另一半外遇而死，眞的値得嗎？

漸漸地，他會感受到，世界上還有許多愛他的人，何必爲了不在乎自己的人而死？這樣做豈不是只想著自己的痛苦，沒有顧慮愛他之人的感受？頓悟後的他，會慶幸自殺失敗。

很多進入死後世界的人，分不清楚自己是活著還是醒著，就像在做夢一樣。輔導員會等他在那個世界慢慢醒來，意識漸漸穩定後，一段時間過去，才告訴他：「某某人，我們知道你已經準備好了，但還是要告訴你眞相，其實你已經自殺成功了！你現在不是在人間。」

那時候自殺者的靈魂才眞正恍然大悟，但是最初心理上的懊悔、衝突，認爲自己鑄下大錯的自責感，已經慢慢消退了。這個靈魂在此刻才會得到眞正的平安！

繞了這麼大一圈，讓自殺者的靈魂了解自身狀況的目的又是什麼呢？

人最大的痛苦是靈魂不安！所以一個往生者的靈魂，也是求兩個字：心安！即使死了，到另一個世界去，也要讓心能眞正安定下來！這就是賽斯思想充滿愛與慈悲的地方。

我們都曾有過放棄生命的念頭

面對人生的悲歡離合，我一直有種感觸：**你愈珍惜什麼，就會得到那個東西愈多！你所忽略的，就會離你而去；只有珍惜過後的，才是真正屬於你的。**

很多時候，我們都要等到失去了，才懂得去珍惜！往往親人離開後，我們才來問自己，有沒有把愛說出來？是否珍惜我們的孩子，而不是只在乎他們的成就？有太多太多的情感層面，等著我們去深思和表達。

我常要大家不要把「自殺」視爲罪大惡極！自殺這件事情，在身心靈的比喻裡，就像一個負氣的老婆，受不了夫家的生活跑回娘家，覺得娘家的父母才是無條件的愛。所以自殺有時候是一種耍脾氣！

另一位新時代大師伊曼紐講過一句話，他說：「首先，我要對所有來到人間、當人類的靈魂致敬！」

每一個來到人間的靈魂，必須有很大的勇氣！當人是一種榮譽，這就是賽斯的思想和傳統宗教觀念不一樣的地方。來到人間不是懲罰、不是墮落，是一種至高無上的榮譽！只有最勇敢的靈魂才敢到人間來！

人世間充滿各種挑戰，活在有比較、有歧視的社會裡，就有許多的苦。可是這些苦，是我們在靈界時所沒有的！

佛教常講：人生（或人身）難得！並不是指，人要輪迴好幾次，才能到世上當人。而是說，這麼多如恆河沙數的意識中，選擇來當人的靈魂，是最難能可貴的。因此，我們該爲自己有勇氣來到人間而驕傲！因著這一點，人生觀就該改變，常常告訴自己：我很棒！我很不容易！

對人間的我們而言，逝者已矣；可是從靈魂的角度，永遠都來得及！宇宙是慈悲的，且永遠會被給予再一次的機會！一次又一次，直到學會生命眞義。這不是懲罰，而是一種愛，讓受傷的靈魂得以療癒——無論是對活著或離開的人……總有一天，我們都能和所愛的人再一次相聚，無論多遠，都不會失去那個愛！

◀重修的人間功課

就像修學分般，有些靈魂在人間遭遇無法克服的難題而選擇逃學。他們暫時結束俗世的生命，回到靈界。

慈悲的一切萬有能諒解逃學的行爲，但該補的學分不能馬虎，遲早得修完。於是，這些中途離開的靈魂會重新出生，再一次面對曾經逃避的問題！人並不會輪迴爲牲畜，因爲只有身而爲人，才能學會愛惜生命、面對人生。

那麼，自殺而死的靈魂再度回到人間後，又會展開什麼樣的人生呢？

一、永不放棄的勇氣

在這個世界上，有些人面臨身體嚴重殘疾、遭遇重大意外，或全身重病在困苦中生活著，卻往往有很強的求生意志。這些生命鬥士中，有某部分是曾經自殺過的靈魂。他們所展現的驚人毅力，很可能是幾世以來，自殺過好幾次培養出來的勇氣。

自殺而再回人間的靈魂，會有很強的念頭：決不放棄！無論面對多大的痛苦，都要撐下去！因爲在心靈深處，這個靈魂已經自殺過；過去那麼多世，已經那麼輕易的逃走了，於是，這一次，再也不放棄！

二、面對摯愛離開的體悟

有些自殺的人，再次轉世會碰到另一種「自殺」課題：面對最愛的人自殺！這並不是生命給予的懲罰。因爲，面對最愛的人自殺，會觸動靈魂深處對生命重新的體悟。

「我這麼愛你，你怎捨得離開我？」可是過去的自己，也曾經做過一樣的事！

當異地而處時，反而能得到深度的反思，以便在這一世和下一世面對困難時，再也不輕易放棄生命！

用更廣的角度來看：每一個自殺身亡的人，是爲了自己而死，也是爲了我們而亡；他是我們還在人間受苦的自己，也是爲了我們的苦而選擇死亡的人。

對方的死亡，讓我們回憶起自己的憂愁！很多人因爲這個事件，重新經驗自己的人生課題，可能是家庭問題、感情難關、工作心酸等等因素，導致我們活不下去的心情。那些痛苦的感受，由於一個人的死亡，而浮上檯面！

我會說：「透過死亡，帶來的是新生！」**透過一個人的自殺，喚醒我們正視內心的苦，希望自己在經驗這樣過程中，重新面對生命**。藉著這個機會，我們釋放內心的苦，有動力再活下去。因此，自殺帶來的意義是神聖的！我們不認同用自殺來解決問題，但感謝自殺者用生命喚醒人們面對人生的課題。

自殺與業障

「自殺」和「業障」常被視爲因果關係。在這裡，我必須重新來詮釋「業障」這兩個字，讓大家知道，**我們不會被上輩子自己的業障所決定！**

舉例來說，假設一個人長得很醜，可能會有「高人」告訴他，這是因爲上輩子他貌如潘安而花名在外，所以這輩子讓他其貌不揚，一來是懲罰，二來讓他學會欣賞內在美。

在這裡，我要讓大家知道一個很重要的觀念：上一輩子的你就是上一輩子的你；這一輩子的你不用被連累還得幫忙還業障。威力之點永遠在當下。即使屬於同一個存有的兩人，前世和後世都不被業障所影響，還能透過這輩子的學習和成長，幫助上輩子的自己！

這輩子長得醜，是自己所決定，並不是被迫遭受這個果，而是自己主動的選擇。這一世想要創造的實相是，一個找到內在自我價値的人生。不因外表而自卑，發現「我」就是「我」；甚至找到眞愛——一個可以看穿醜陋外表下善良本質的愛人。這就是靈魂想學習的課題。

透過長得醜所得到的人生智慧，也會影響上一輩子。所以，我不認爲這是懲罰，反而是幫助前世過度沉迷外表、膚淺的自己，達到整個靈性的擴展。

我們身上沒有扛任何的原罪和業障，只要爲自己這一生負責！每一生都是靈魂的起點，每個人都要直下承擔；絕對沒有任何過去的錯誤，會報應在現在的自己身上。這對自殺者來說也是同樣的道理，逃學了沒有關係，可是總有一天還是要再回來，直到認識生命的意義！

◀孩子會洩漏大人的秘密

我遇過一個憂鬱的孩子，探究其背後的原因，發現眞正憂鬱的是媽媽——這個媽媽常常想自殺！

發人深省的是，這位媽媽卻這樣告訴我：「許醫師，我把我的憂鬱隱藏得很好，我的孩子都不知道其實我很想尋死。」這位母親完全沒察覺，她的孩子每天晚上都失眠，只爲了看好自己的媽媽。

也曾有父母因爲孩子有自殺念頭，且直嚷著生命沒有意義，擔心地向我求助。在問題的背後，卻是父母覺得婚姻失去意義，若不是爲了孩子，早就離婚了。孩子的潛意識收到這個訊息，他認爲自己的存在只是爲了讓父母不離婚。這樣的他，會開始憂鬱，甚至想要離開，他不想被父母當作無法解脫婚姻枷鎖的藉口。

很多人以爲孩子不懂，其實孩子會洩露大人的祕密！如果是一個孩子呈現出憂鬱，就要試著去瞭解那個憂鬱要訴說些什麼。

要幫助憂鬱症的孩子，必須誠實面對自己和孩子。孩子洩露大人的秘密，是因爲大人無法正視它。眞正成功的教育是坦白，而不是互相欺騙。憂鬱症只是個開始，它訴說一段內心深處的故事。唯有開始探索憂鬱的起因和本質，才能眞正幫助孩子。

認識憂鬱症的本質

我常開玩笑說，什麼是憂鬱症的特質？就是每天睡覺的時候，躺在床上心就安了，因爲接下來什麼都不用去面對；而早上醒來，眼睛張開的瞬間最痛苦，想到接下來該做的事情，就突然覺得自己什麼都不會了！

憂鬱症和躁鬱症、焦慮症不太一樣。常見的症狀如：情緒低落、負面思考、睡眠時間縮短或一直睡、很多事情都不想做、不想出門也不想吃東西。

會自殺的人，大概八、九成以上都有憂鬱症。因此，很多專家就開始引導大家，怎麼判斷是否有憂鬱症，並強調盡早治療、定時服藥，就能治癒憂鬱症、減低自殺率。

賽斯講過，所有的情緒都是好的！憂鬱本身絕對不是病，所有的情緒，只要容許它流動，都是來促進身心靈的成長——包括憤怒、憂鬱！

憂鬱的兩大好處

我對憂鬱症的看法和其他人不同，我認爲憂鬱症有兩大好處：

一、憂鬱症可以預防自殺

從學理上來說，人在憂鬱症最嚴重的時候，是不會想要自殺的。因爲那時候連自殺的力氣都沒有。憂鬱症的人有一個很大的特色：猶豫不決！典型憂鬱症爆發的時候，連出門要穿什麼都要想兩個小時。

我有位個案，是個廚師，平常三十秒可以端出一盤菜；憂鬱症發作時，盯著鍋子看老半天，不知道要先下什麼材料。

所以憂鬱症在最谷底的時候不會自殺。精神科醫師最擔心的狀況，都不是在憂鬱的谷底；而是開始恢復力氣，或是完全恢復、又開始往下掉的時候，那段時期最可能自殺。

所以，多數患者都是出了精神官能症病房後才自殺。因爲病好了，就要面對未來；可是又無法面對，只好結束生命！這群人並沒有找到解決內在問題眞正的方法。

二、憂鬱症可以幫助身心靈健康

當人只顧著往前衝時，常常忽略內在感受，憂鬱讓人慢下來，退一步來看生活。人爲什麼會憂鬱？因爲生命碰到挫折、阻礙，而**憂鬱能讓靈魂暫時進入冬眠狀態**，就像大地有春、夏、秋、冬四季的調節。

憂鬱的爆發，就像火車通過時，平交道前放下的柵欄。因此，憂鬱症也意味著：停、看、聽，它在人類的身心靈方面，有不可抹滅的建設性！

雖然憂鬱讓人看起來沒有生命力，整天躺在床上，但這是人重新整合自己的時候——重新自我探討，生命有沒有要修正的地方；評估自己，人生是不是該轉個彎，腦袋是否頑固執著。

人若不懂得轉彎，就只會朝眼前的障礙物而撞得頭破血流。所以憂鬱是靈魂轉彎之處、是生命休息的地方，是面對內心脆弱、挫折的時刻，有其身心靈正面成長的意義！

因此，遇到憂鬱症的病人，告訴他：「你不要再憂鬱下去，趕快振作起來，恢復到過去的日子吧！」這是最差勁的輔導方法！

我對憂鬱症的病人，常會講一句話：「**你放心且盡情的憂鬱！不要擔心，就好好休息一陣子吧**。」

生病是肉體的休息，憂鬱是靈魂累了。靈魂需要充電，才能再成長，憂鬱是靈魂的智慧調節，是生命的煩惱要變菩提的時候。

憂鬱是果，不是因。不是憂鬱症生病的那時候叫做憂鬱症，憂鬱症是之前所有一切的因，累積下來，終於變成那個果！

賽斯講過一句話：「要在憂鬱當中自我肯定。」

憂鬱是要讓人自我反省！因爲過去一直強求別人、強求自己、過於好勝、不服輸，而憂鬱讓人省思，該把過去種種放掉，但不是全盤自我否定！

比如某個父親一心要兒子當醫生、女兒當律師，每天拼命逼孩子念書，對子女有著很高的期望。有一天孩子受不了爆發了，對父親說：「爸爸，雖然我們是你生的，可是我們不是你的財產，我們有資格決定自己的未來和前途！你不能掌控我們的人生！」

面對這個指責，父親突然憂鬱了！一來，他一輩子的期望落空了。二來，他爲孩子好，孩子竟然不領情！

憂鬱在此時提醒這位父親，是不是什麼地方做得不恰當？他開始思考，「這樣對孩子眞的好嗎？如果眞的對他們好，他們爲什麼這麼痛苦？我到底是愛他們還是愛我的面子？」

如此多的反省，都因爲憂鬱而起。人有時候執著太多，憂鬱是來促進我們身心靈的健康。預防憂鬱、吃抗憂鬱劑反而是錯誤的方向，我們需要的是心靈智慧的提昇！

如果跟著憂鬱回去問自己，到底在強求些什麼？是不是把自己困死了？眞的有人逼我嗎？還是被自己的觀念套牢了？是不是被自己的執著綁住了？讓憂鬱把靈魂帶到深處痛定思痛，在休息過後改變固執的人生方向！

憂鬱過後得到的智慧是：解鈴仍需繫鈴人！不要把憂鬱當怪物、惡魔，甚至一個除之而後快的疾病，這是錯誤的觀念。憂鬱是人們的好朋友，它要告訴我們一些東西。不是傾聽百憂解，而是傾聽憂鬱，聽聽它要告訴我們什麼。

憂鬱讓你可以耍賴

在我的門診中，有很多女性有憂鬱症的問題，其中有位個案，她每天在家孝敬公婆，養兒育女，先生卻在外大搞男女關係。起初，她很憤怒，無法接受自己盡心盡力替先生照顧父母、小孩，先生卻去照顧其他女人！她每天都不開心，後來變得很憂鬱。

我告訴她：「妳的**憂鬱有助於身心平衡**。從今天開始，公婆對妳好，妳也對他們好，因爲人是互相的。並不是代替先生孝順公婆，先生是否孝順是先生自己的事！」

接著問自己，爲什麼不平衡？是不是總在犧牲自己，爲別人付出？那麼從今天開始，挪一點時間和朋友喝下午茶，或者看看電影，放鬆心情。

憂鬱症幫助這位女性不要勞累過度、長期處於不平衡情緒中，直到有一天得了癌症才後悔莫及。憂鬱讓她重新思考要怎麼活，幫助她和公婆建立平等互惠的關係，而不是忍氣吞聲，接受不平等待遇。

所以憂鬱讓人暫時沒有動力做任何事，讓人看清楚，之前那麼有動力，眞的是自己要的嗎？

以我自己爲例，假設有一天我突然爆發嚴重的憂鬱症，對父母抱怨：「都是你們啦！誰說我要當醫生，爲了你們我才當醫生！其實我最想做的是歌星。」這時的我可以大哭大鬧，完全拋開自己的身分和形象。**憂鬱的時候，人是可以耍賴的，再藉由這個過程，讓自己找到平衡點。**

憂鬱和自殺在本質上是不同的，憂鬱是要讓自己成長，是生命的轉機；自殺則是徹底感覺到無力！很多人都弄錯這兩者之間的差別。

要一個憂鬱的人趕快好起來，是危險的行爲。就是因爲無法接受過去的生活，人才會憂鬱。有時候憂鬱症是要讓周遭的人體諒自己，有點在耍賴的意味；它是在重新找回生命要走的方向，知道自己爲誰辛苦爲誰忙！**憂鬱只不過是爆發累積已久的不平衡，只是自己不敢表達出來而已！**

憂鬱是內在無力感的出口，也是負面能量的出口。就像發炎產生的膿包，必須將膿擠出來才能好轉。所以，沒有瞭解憂鬱症的本質，只是用藥物抑制情緒，會造成靈魂更深的無力感，自殺率相對會攀高。在對青少年個案的研究當中，有些抗憂鬱劑會促進自殺，這是因爲連憂鬱的出口都被藥物阻擋了，靈魂連最後的能量出口都被阻塞了，難怪人會更想回報。

信任生命、信任自己，甚至信任憂鬱的情緒，並跟隨它，它會帶領你找到產生憂鬱情緒背後，最大限制性的核心信念。先前的得過且過、自我欺騙和安慰，都是一種逃避與硬撐的行爲。

憂鬱情緒是帶領自己發現固執和執著。比如我的固執和執著是，我一定要當醫生，才表示我是個孝順的兒子嗎？那麼，難道我當一個快樂的歌星就表示不孝嗎？很多同性戀個案，都在憂鬱症爆發的時候，父母才知道自己的孩子是同性戀。最後，父母往往選擇接受這個事實，因爲同性戀總比自殺死掉好！

所以，憂鬱症有時候是在耍賴：「我不玩了、我不玩了，我不管了，不痛苦了，我要做自己，我要爲自己做主！」**一個憂鬱的人若沒有深入憂鬱的谷底，是不會爬上來的。只有徹底的自我面對才能脫離憂鬱情緒！**

從賽斯心法來看，透過憂鬱，才可以達到靈魂的整合，重新找到未來生命的契機。自殺是生命無路可走，憂鬱可以讓人重新開始。靈魂唯有透過沉潛的過程，生命才會有再出發的動力。

找到生命的終極意義

賽斯講過，生命有其終極意義！如果一個人認為生命是有意義的，覺得自己來到人間一定有特殊使命，那麼，這樣的人不管多苦，都不會輕言放棄。反之，覺得人生無意義的人，也會認為活著沒什麼意思；既然如此，也沒必要忍受生活中的苦難，在遭遇重大打擊時，更沒有動力活下去！

每一個在地球扎根的靈魂並非偶然，看似辛苦的磨練，也都是一種表相。要相信一直有個力量在內在呼喊著「活著眞好」，讓我們一起找到生命的終極意義吧。

許醫師聊天室

問：請問自殺報導會引起自殺潮嗎？

答：當媒體大量報導自殺新聞時，那陣子自殺的人就多一點，人們認爲這是過度報導所引起的後續效應。很多想自殺的人終於付諸行動，本來不想自殺的變成想自殺。在這裡我必須釐清一點，自殺案件是無法引發自殺潮的！當一個人的內在沒有自殺的想法，別人的死也影響不了他！

新聞報導只是讓有自殺念頭的人，集中在某個時間點結束生命。如果人的內在沒有自殺慾望的種子，再多的報導也不會讓它發芽。

問：如何改善對外在事物的過度敏感，例如天氣變化、聲音吵雜的困擾？

答：人在情緒失衡的時候，一點小事都容易爆發。特徵是，會變得很沒耐心，可能之前先生如何碎碎唸都沒關係；現在一唸，就怒吼要他閉嘴！這也表示這陣子的自己情緒有些失調！

平常就要學習讓情緒有出口，採取釋放的動作。在賽斯的修練法裡，有一種方法可以讓人身心平衡，**就是開始和周遭的事物認同！**

舉例來說，我曾經搭飛機遇到亂流，整個人處於緊繃狀態，不知道接下來會發生什麼事。後來我開始運用賽斯心法，把自我鬆開，想像我就是風，風就是我；我就是雨，雨就是我！當我把自我和恐懼放開後，情緒也平靜下來，開始感受到自己就是大自然現象的一部分；我便不再緊張，而充滿安全感。

和周遭的自然力融合，把自我放開，讓內我和整個宇宙連結，不管是風或雨，都會成爲我們存在力量的一種展現。

所以，當我們的情緒被氣候影響時，最快的辦法就是把情緒和天氣結合。想像情緒就像風雨，沖刷掉空氣中的灰塵和髒東西，也帶走我們的煩惱。

許醫師給有自殺意念的人的小提醒

我可以理解你想自殺的心情，也能同理你痛苦的情緒，但是，一定都完全沒有希望了嗎？一定非趕在今天或這個禮拜內自殺嗎？

好吧！我不敢說你一定不能自殺，但我們可不可以等一等，反正你都想自殺了，我們再看看，也許等到聖誕節吧！或你明年的生日前，如果一切都沒有轉機、一切都沒有希望，那我們到時再看看！反正你也沒有損失，好吧！

常有人問我，高血壓會不會遺傳？我的回答是，會遺傳，也不會遺傳！我們都知道，遺傳和基因有關，然而，在身心靈思想中，透過觀念的改變，我們可以修正遺傳基因。縱使我們的父母或祖父母有高血壓、糖尿病、癌症等疾病，不代表我們就是遺傳的高危險份子！

10 高血壓

不再追求完美，凡事保持彈性

高血壓已經成爲全世界共通疾病，不管國內、國外，很多世界主流的國家都特別關注這個無聲的殺手。高血壓所衍伸的問題，例如心室肥大、心臟病、中風、視網膜病變，甚至高血壓性的腎臟病，都讓大家非常惶恐。

在談高血壓之前，讓我們先建立一些基礎知識。我們的心臟就像個幫浦，藉著收放的壓力將血液送到全身。量血壓時，護理人員會告訴我們兩個數字，分別爲收縮壓和舒張壓。

心臟收縮時，會把血液擠壓出來，血流進入血管後，血管會膨脹，這時血管所承受的壓力就是收縮壓。舒張壓則是心臟舒張時，血管內壓力降至最低點的血壓值。

一般認爲，收縮壓110-140mmHg，舒張壓70-90mmHg爲正常值。但是這個標準不一定適合東方人，尤其是女性。因爲東方女性體型較嬌小，也不若外國人那麼注重體格的鍛鍊。因此，我常提倡一個觀念：血壓標準是一種參考，且必須以自己作爲標準考量！

假設我的收縮壓大都在100/90的範圍，突然有一天，血壓飆到135，就必須注意是血壓是否太高；然而135對其他人來說，可能是正常數字。因此，大家對自己平常的血壓值要有概念，假設平常大都135，某天一量150也不需要太擔心。那可能是前一天沒睡好，或是剛和某人吵架所影響。

許多因素都會影響血壓的變化，包括我們的總血量。當我們的血液變成尿液排走後，血量會減少，就像水塔的水不夠時，壓力會變小。因此，藥物中的利尿劑會被用在控制血壓上。除此之外，血壓也會受小動脈的收縮和腎臟的調節。

許多健康宣導提倡少吃鹽，這是因爲鹽會造成滲透壓作用，讓總血量增加，血壓升高。但是大家必須有個觀念，讓一個體質健全的人吃鹹一點，並不會導致高血壓。只有體質先天不良的人吃太鹹，才會成爲加重高血壓的因子。所以年輕的時候清淡飲食，不代表以後就不會有高血壓問題。

很多似是而非的醫學觀念，是否出於背後無限商機，這點我們不得而知。要知道，影響血壓的因素很多，吃太鹹和高血壓是間接關係，並不能和造成高血壓劃上等號！即使是同一個人，隨著年齡的增長，血壓也會微幅變化。

現代醫學對於原發性高血壓並不眞的瞭解。如果我們眞正知道病的起因，就該有辦法完全「治癒」！目前的醫學對於高血壓，只能採取「控制」的方式，而且還不見得控制良好。血壓控制得好，人可以中、老年不產生併發症；控制不好，只能怪自己沒有按時服藥，更不用說，這藥還要吃上一輩子！

降血壓的藥只是把血壓壓制住，並不是治療的根本。舉例來說，腎上腺長了一顆腫瘤，它不停分泌腎上腺素，讓血壓一直往上升。當腫瘤拿掉，血壓下降了，可是醫學依然找不到讓腫瘤長大的原因。這並不叫眞正的治癒疾病，難保哪天不會再長一顆。並不是醫生不幫忙大家根治，而是醫學界自己也找不到方法。可以說，高血壓、癌症及慢性病背後所透露的，是整個醫學的無力感。

我們的醫學走的是身體醫學，少了心和靈的部分。如果不從身心靈三管齊下，便很難找到根本的解決之道。

觀念改變可修正遺傳基因

早年家中若有人罹癌，就像個不能說的秘密。怕的是，將來影響子女們的婚嫁，對方家庭擔心會有遺傳問題。如今，癌症已經像感冒般普遍，大家只能帶著「遺傳」的恐懼，小心過日。

常有人問我，高血壓會不會遺傳？我的回答是，會遺傳，也不會遺傳！我們都知道，遺傳和基因有關，然而，在身心靈思想中，透過觀念的改變，我們可以修正遺傳基因。縱使我們的父母或祖父母有高血壓、糖尿病、癌症等疾病，不代表我們就是遺傳的高危險份子！

如果你的家人剛好有高血壓，你又聽過高血壓會遺傳，你可能已經被催眠暗示了！

舉例來說，如果一個人二十歲那年知道自己的母親有高血壓，又聽說高血壓是會遺傳的；他在不知不覺中已經被深層催眠，並在三十幾歲的時候產生高血壓症狀。

因為暗示的思想會進到潛意識，潛意識就會開始影響身體。我們必須有一個觀念，**病態遺傳基因無法掌控我們的身體，除非自己接受這個暗示！**我也常對自己的母親下暗示，當她擔心血壓升高狀況時，我都會對她說：「妳只是短暫高血壓現象，可能最近太累，多休息就會恢復了！」

一旦「短暫」這兩個字進入潛意識，潛意識就開始作用了——高血壓是短暫的，它是一種現象，不久血壓就會恢復正常。

在賽斯思想中，信念創造實相，性格決定疾病與命運！

吃藥控制高血壓代表的意義是，血壓會一直升高，所以必須吃藥來控制它！這背後的信念是：相信血壓會持續往上升，或是維持在高點。這已經是暗示與深層催眠。

人的性格會受遺傳影響，但是人的性格也會改變我們的遺傳。身心靈的學習，就像基因修護工程，這不是實驗室中的基因研究。是透過新的信念、觀念，進入每個人的意識和潛意識。當我們下定決心改變原有的觀念，基因的遺傳性就改變了。

由於很清楚說出口的話都會進到每個人的潛意識，我的話裡幾乎不會有負面暗示。因為我知道，**負面暗示對一個人的健康很重要，它會產生負面的效果**。

當我們要下一個正面暗示時，要另外給個「糖包」。例如，我會對母親說：像妳這麼有氣質的人，一定不會有高血壓！她聽得心花怒放，但其實氣質與高血壓並沒有關係。**將一個對方能接受的東西，綁上另一個自己希望對方接受的東西，這就**

是催眠的技巧。這樣的暗示會發生很大的作用！

從今天起，我們不需要活在「疾病遺傳」的陰影中。當有這個觀念的同時，我們的基因也改變了！

別急出高血壓

「你知道我們隔壁那個芙蓉中風了嗎！她才五十多歲，現在手腳都沒力氣了……她就是個性太急。」母親常把握我難得的空閒時間，向我更新左右鄰居、親朋好友的近況，「還有你那個嬸嬸啊，也中風好幾年囉！她待人隨和、圓圓胖胖看起來就是很寬心的人。可是有次在她家看到她跟你叔叔和孩子的互動，哇啦哇啦的，什麼都急個半死，和在外面的感覺差好多！」

聽著母親說著「個性太急」，我不禁莞爾，她一開始想到的就是「個性太急」，不是什麼其他外在因素，這也表示我平常對她的潛移默化已經達到效果！我常說，**所有的慢性病，其實都和性格有關**。又屬高血壓的人，個性特別急！

急性子的人分兩種：

一種是表現得很急，要他人也跟著配合，屬於外顯型；另一種是隱藏版，急在心裡，外表看不出來，只急自己，不想麻煩別人。

急性子的人，事情一旦交付給他，他就會盡快完成；如果暫時完成不了，也會一直掛在心上。若以十分爲滿分計算，老闆交代的事情，一般人大概完成七、八分就差不多了；有些急性子的人甚至會要求到十分全滿，萬一達不到還不敢離開辦公室，或者就直接把工作帶回家。

這樣的員工或許是老闆的最愛。以現實角度來看，人一輩子要煩惱的事情太多了，如果每件事都如此「急且掛在心上」，人的血壓不上升也難！這就像我們搭計程車時對司機說：「我要趕飛機，麻煩快一點！」

馬上就能發現，司機整個人緊繃起來，緊盯著路況，全速前進。想必他的血壓在這個時候也是「馬力全開」。

人急的時候血壓會上升，急完了，血壓又恢復正常。高血壓者的「急」是，急完後，若事情沒有完全解決，他會懸掛在心上。下一次又碰到同樣狀況，血壓又上去，掛心更多了點。就這樣一次次血壓慢慢累積；假設現在是70，之後就變成100了！

也就是說，**高血壓並不是一天之內突然發生的！它是經年累月，是精神帶動心裡上一種無形的急！**這就是高血壓的起因。

或許有人擔心，這樣不就什麼都急不得了?當然不是。人的一輩子如果都不急，做什麼都慢條斯哩，大概也做不了太多事情。

每個人都會急，這是很正常的。考試快到了，半夜也會急著跳起來唸書；客戶催貨當然急著趕貨，連手腳都要加快。可是，為什麼有些人急完就沒事了，有些卻會急出病呢？關鍵點在於：

第一，事情是否得馬上做不可、不做不行？

第二，假設事情無法馬上完成，會不會一直掛在心上？

例如，叫孩子去洗澡，十分鐘內孩子沒進浴室，媽媽就生氣了！因為事情多又忙，希望趕快完成乃情有可原；但換個角度想，孩子會由於一天不洗澡就被學校退學嗎？何不將標準放寬鬆點，睡覺前洗好就可以了。若擔心洗衣服的問題，多買幾件就解決了；要不就讓他穿髒衣服到學校，太髒孩子自己也受不了，之後就會乖乖在時間內洗澡去。

如果三分鐘就要催一次，催到最後只是急壞了自己！也有些父母看似什麼都不管，可是一顆心還是想著孩子什麼還沒完成，這也是在心裡暗自著急。

我們都在從來沒發生過的事情上擔心著急！早上賴床叫不起來，就讓孩子遲到個幾次；幾次之後他會跑得比誰都快！當我們愈給孩子自主性，他就愈自動自發；愈是管他，他反而怠惰給你看，因爲他有自己的想法。

這就是高血壓者的兩大特色，事情要馬上要做，不做不行；而且常常掛在心上，整天擔心。除此之外，別人一不配合，馬上不高興！

很多事情其實都是自己在急，就算不做，也沒有想像中那麼嚴重。這些情緒上的落差，都是血壓升高的因素。

有個媽媽來找我，她爲了兒子老是罵髒話而著急煩惱。我告訴她：「妳覺得難聽沒有用，要妳兒子覺得難聽才有用！」

後來她將孩子帶來見我，我當場要孩子罵句三字經來聽聽。那男孩愣住了，他問我：「你會記錄在病歷表上嗎？」我肯定的點頭，他遲疑了一陣子才又說：「那很難聽耶……」

從此之後，每當髒話快脫出口，這孩子就會想到這段過程，自然也收斂許多。

如果他自己不覺得難聽，就算父母再怎麼打罵，也無法阻止孩子罵髒話；他反而會故意說來氣父母，為反抗而反抗。因此，父母要學會的是大智若愚的精神，不要急著責罵，那只會破壞親子關係。

眞正聰明的父母是，當孩子慢慢長大，開始不再為他們負責。如果孩子進入叛逆期，唯一的責任就是，愛他就好。孩子想怎麼做都行，但是得為自己負責。如果你是一個比孩子還要急的父母，你就失敗了！只有孩子自己會「急」才有用。

明天的太陽依然燦爛

記得幾年前的一場講座中，有位年輕女性分享自己如何在二十八歲那年，發現高血壓的歷程。她敘述著內心是如何天人交戰，直到連走個坡道都喘不過氣，才鼓起勇氣踏進心臟內科門診。因爲在她的印象中，進心臟內科都是上了年紀的人。一檢查出來，她已因高血壓而造成左心室肥大。在分享那天，她已經吃了九年控制血壓的藥。

她提到自己有個不管事的父親，及患有精神疾病的母親。家中大小事都是奶奶處理，直到奶奶過世後，身爲長女的她肩負起照顧弟妹的責任，並打理沒有「大人」的家庭。成長過程中所面對的緊張、焦慮、無力，她沒有長者可以協助；即使有同學聽她訴苦，卻幫不上什麼忙。

幾近「過度負責」的她，連出了社會工作都因爲「太認眞」而撈過界，加上「急著」將工作完成的個性，讓老闆將原本不屬於她範圍的工作丟給她，最後甚至全交由她處理。不喜歡目前工作的她，也因爲不知道如何跳槽到她感興趣的領域而備感壓力，她甚至有種世界末日快來的感覺！

很多得到高血壓的人，在症狀發生前後，都有過一段痛苦的經驗。可能面對不得不做的事情，又沒人幫得了自己。如果再沒有可傾訴煩惱的人，就只能將不安壓在心底。

我常建議大家，要有個能傾聽的對象訴說心裡的擔憂；不管對方能不能解決問題，只要說出來，就如同卸下心頭的重擔。

或者找個安靜、舒適的地方，放鬆一下自己的身心，可能做做SPA、看場電影，到街角喝杯咖啡等等，好好對待自己。這些都有助於放鬆身心。

有養貓經驗的人都知道，貓咪會攤在地上翻出柔軟的肚皮，盡情享受被撫摸的過程。這時候若有任何動靜，可能一隻蟑螂跑過，牠會瞬間彈起追蟑螂去。

動物的行為很值得人類學習。當貓被撫摸時，喉嚨發出咕嚕咕嚕聲，代表處於完全放鬆的狀態。貓在放鬆和緊張之間，牠完全自在！但是人一緊張起來，常要很久時間才能讓自己放鬆。

我認為提倡親子、夫妻間的按摩，是有益身心健康的活動，尤其對高血壓者更是有效。**因為人的皮膚被撫摸時，會分泌腦內啡讓大腦放鬆，整個人也會進入很放鬆的狀態**，這比吃十顆降高血壓的藥還要有用！

有時候我會想，自己帶領這麼多人在身心靈的路上學習、成長。如果有一天我不在了，這麼好的觀念該怎麼辦？每次想完，我總會自嘲一番！如果那天眞的來臨，**明天的太陽依然燦爛**、**花兒依舊芬芳**。有心的人，也會承先啓後，青出於藍的將如此美好思想傳承下去。我又在緊張些什麼？

想到這裡，躺在柔軟被窩的我，會安心且滿足的閉上眼睛。縱使明天世界末日了，今天的我依然活著，花朵也把握著溫暖的太陽綻放。

對於明日的到來，我們有什麼好恐懼呢？每一個擔心的明天，不也變成今天，又成爲昨日！即使煩惱得徹夜難眠，清晨的陽光仍會照在臉龐，血壓卻因爲一夜無眠而上升。

或許我們沒有辦法立刻離苦得樂，但是一定要慢慢學會苦中作樂！事情沒有想像中那麼嚴重，緩個一時半刻並不會天地變色。要防治高血壓，只能從修身養性開始，學著慢慢來，輕輕放；不急不徐，不掛心！

◀重點不是多少遺憾，而是如何看待遺憾

很多時候我們都是自尋煩惱，要知道事情永遠是做不完，**人生一定有遺憾！重點不是有多少遺憾，而是如何看待遺憾**！

有些人總是皺著眉頭、頂著苦瓜臉，他們沒有太多笑容，對生命永遠不滿足。這類人的一生，大都處於痛苦、遺憾、委屈及難過中。

賽斯有過無數次輪迴經驗，在其中一世，曾是有十二個孩子的乞丐婆，而且孩子們有許多父親。這個女人帶著孩子流落街頭，靠乞食爲生。對他們來說，不管多

麼窮困，每個早晨都是個勝利的驚喜，因爲他們還沒餓死；只要看著孩子們嬉笑，她就開心了！那婦人對世界充滿感恩。

當乞丐婆的賽斯，體會到一種高度的滿足感，比當教皇那世都還快樂；即使是一些麵包皮，都比任何前生嘗過的蛋糕還美味。

人要滿足，其實很容易。同樣的，不想滿足時，也可以找一百萬個理由讓自己不開心。現代人的不快樂，都不是不夠，而是不知足；很多痛苦都是來自內心的不滿，事情永遠看負面；當改變不了現狀，只能處於憤恨狀態，沒有快樂也失去健康。

知足並不代表不進步；而是知足常樂，百尺竿頭更進一步！當我們能感謝目前所擁有的一切，感恩美麗的一天，爲能躺在柔軟床上舒服睡個覺而微笑。當懷有這樣滿足的心境，就能體會到宇宙給予的恩寵感。**一個臉上掛著滿足表情的人，是絕對不會有高血壓的！**

我們常常忽略事情的本質，只看到外在的東西。是眞正在乎孩子的感受，還是在乎他的表現好不好？是在乎另一半的感受，還是只看他外面有沒有第三者？

在日常生活當中，有多少事情被本末倒置？爲了在哪裡吃飯起爭執、因爲牙膏擠法不合而鬧翻，就連馬桶蓋要不要放下來都能吵架。

人與人之間本來就會意見不合，如果常因爲小細節讓自己氣個十天半個月，身體也會被氣壞了。大家該回到內在的本質，找回事情的根本。如同買一台車子是代步，是爲了可以奔馳的快樂，而不是因爲被刮傷了，就心疼到生病。

在人生路途上，我們常常忘了來時的初衷，只有找回根本，才能感受快樂就在當下。

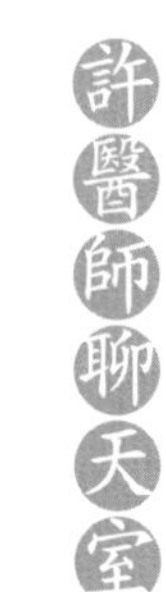

問：我國中就開始抽煙、喝酒，雖然現在戒煙快五、六年，但前些日子心情愉快，就點了一根來抽。這樣對身體有影響嗎？

答：有學員問我運動和健康的關係。我對他說：「其實去運動的心態，比做什麼運動更重要。」

我不抽煙，睡前偶爾會喝一點紅酒讓自己放鬆。用身心靈的概念來說，如果一個人喝的是悶酒，酒入愁腸化作傷心淚，他只會愈喝愈苦悶。那麼，這個酒喝了就會傷身。

可是，若他喝酒是助興，是一種適量的飲酒，可以一邊唱歌一邊笑，甚至哭一哭，講講心事，那麼明天醒來，身體還是一樣健康。也就是說，喝酒對身體是否有影響，端看喝酒是來助興？還是借酒澆愁愁更愁？

酒精本身對身體有好處，也有壞處。少量的酒精釋放我們的情緒，人會放鬆、自在。但如果變成病態的酗酒，就是傷身。在早期傳統原住民，酒是很神聖的東西！以前的原住民只有在慶典的時候喝酒，可能是族裡的矮靈祭或祭祀祖靈之類，喝酒是一種感謝天地的表現。大家邊喝邊唱歌、跳舞，充滿喜悅的心情。這就是很好的活動，而且不會變成酗酒，有益於健康。

可是現代人不是這樣喝酒的，是因爲苦悶、逃避，用酒來麻醉自己，這就很傷身。但是更傷身的不是酒，是鬱卒的心。所以，喝酒對於身體的影響是因人而異。有的人酒一喝下去，能慢慢打開心門，說說內心話，這也是治療的一種。

抽煙也是同樣的道理，看你用什麼心態抽煙！有抽煙的人都知道，煙有助於降低焦慮，讓神經較鎮定。所以會抽菸的人一緊張，煙就點燃了。當人只能靠煙來減低焦慮，話都藏在心底，一直抽悶煙就不好！

酒和煙，只要適量且帶著開朗的心情，就沒有問題。但是如果變成一種逃避、依賴，甚至自暴自棄，對身體會有很大的傷害。

所以，我們還是要回到心態面，心態如果正確了，做什麼都是對的！

許醫師給高血壓、中風患者的小提醒

你要問自己關於一些內在情緒的問題，因為高血壓的形成和潛意識壓抑的憤怒情緒有關。比如說，在你的家庭和親密關係當中，你是否有一種說不過對方、又常氣在心中的無奈心情？是否對方的收入比你高，姿態也常比你高，你卻常常不得不讓步或忍氣吞聲，內心常有一股發不出的憤怒，更深的則是一種不得不低頭的無力感，但內心真正的情緒是氣自己，氣自己沒有用，不夠有成就，或賺的錢不夠多？

如果你覺察到以上壓抑的憤怒情緒，不管是多年來的氣自己或氣對方，你一定要承認、面對、轉化，讓內心壓抑的負面情緒宣洩出來，否則壓抑的憤怒會導致無力感的產生，無力感的極致則會引發中風。

愛的推廣辦法

看完這本書，是否激盪出您內心世界的漣漪？

如果您喜歡我們的出版品，願意贊助給更多朋友們閱讀，下列方式建議給您：

1. 訂購出版品：如果您願意訂購一千本（印刷的最低印量）以上，我們將很樂意以商品「愛的推廣價」（原售價之65折）回饋給您。

2. 贊助行銷推廣費用：如果您認同賽斯文化的理念，願意贊助行銷推廣費用支持我們經營事業，金額達萬元以上者，我們將在下一本新書另闢專頁，標上您的大名以示感謝（每達一萬元以一名稱為限）。

請連絡賽斯文化或財團法人新時代賽斯教育基金會各地分處，我們將盡快為您處理。

●愛的連絡處

如果您認同本書的觀念及內容，想要接受我們的協助；如果您十分認同本書的理念，想依循本書的觀念成為一位助人者的角色；如果您樂見本書理念的推廣，而願意提供精神及實質的協助：請與財團法人新時代賽斯教育基金會各地分處連繫：

●台中總會　陳嘉珍　電話：04-22364612
E-mail: natseth337@gmail.com
台中市北區崇德路一段六三一號A棟十樓之一

●董事長新店服務處　林娉如　電話：02-22197211, 0921378642
E-mail: sethxindian@gmail.com
新北市新店區中央四街八〇號五樓

●板橋辦事處　邱譯萱　電話：02-82524377, 0915878207
E-mail: seth.banciao@gmail.com
新北市板橋區仁化街四〇之二號八樓

●三鶯辦事處　陳志成　電話：02-26791780, 0988105054
E-mail: sanyin80@gmail.com
新北市鶯歌區文化路二一四號

●嘉義辦事處　邱牡丹　電話：05-2754886
E-mail: new1118@gmail.com
嘉義市民權路九〇號二樓

●台南辦事處　關倩芝　電話：06-2134563, 0939295509
E-mail: sethfamilyl@gmail.com
台南市中西區開山路二四五號八樓之一

●高雄辦事處　黃久芳　電話：07-5509312, 0921228948　傳真：07-5509313
E-mail: ksethnewage@gmail.com
高雄市左營區明華一路二二一號四樓

●屏東辦事處　羅那　電話：08-7212028　傳真：08-7214703
E-mail: sethpintong@gmail.com
屏東市廣東路一二〇巷二號

●宜蘭辦事處　潘仁俊　電話：03-9325322, 0912296686
E-mail: seth.yilan@gmail.com
宜蘭市宜中路一二〇號

●賽斯村　陳紫涵　電話：03-8764797　傳真：03-8764317
E-mail: sethvillage@hotmail.com
花蓮縣鳳林鎮鳳凰路三〇〇號

●香港聯絡處　董潔珊　電話：009-852-2398-9810
E-mail: seth_sda@yahoo.com.hk
香港九龍旺角花園街一二一號利興大樓5字樓D室

●深圳聯絡處　田邁　電話：009-86-138288-18853　E-mail: tlll-job@163.com

●洛杉磯聯絡處　Charles Chen　電話：002-1-714-928-5986　E-mail: newageusa@gmail.com

●紐約聯絡處　謝麗玉　電話：002-1-718-878-5185　E-mail: healingseeds@yahoo.com

●多倫多聯絡處　黃美雲　電話：002-1-416-444-4055　E-mail: tsaisun2k@yahoo.ca

●台灣身心靈全人健康醫學學會　林娉如　電話：02-22197106
E-mail: TSHM2075@gmail.com
新北市新店區中央四街八〇號五樓

台北　佛化人生　台北市羅斯福路3段325號6樓之4　02-23632489
　　　政大書城台大店　台北市羅斯福路三段301號B1　02-33653118
　　　水準書局　台北市浦城街1號　02-23645726
中壢　墊腳石中壢店　桃園縣中壢市中正路89號　03-4228851
台中　唯讀書局　台中市北區館前路5號　04-23282380
斗六　新世紀書局　雲林縣斗六市慶生路91號　05-5326207
嘉義　鴻圖書店　嘉義市中山路370號　05-2232080
台南　金典書局　台南市前鋒路143號　06-2742711 ext13
高雄　明儀圖書　高雄市三民區明福街2號　07-3435387
　　　鳳山大書城　高雄縣鳳山市中山路138號B1　07-7432143
　　　青年書局　高雄市青年一路141號　07-3324910

台北　賽斯花園5號出口　台北捷運南港展覽館站五號出口　02-26515521
桃園　大湳鴻安藥局　桃園縣八德市介壽路二段368號　03-3669908
　　　向光之徑　桃園縣中壢市中山東路三段327號　03-4365026
　　　彭春櫻讀書會　桃園縣楊梅市金山街131號7樓　0919-191494
　　　新時代賽斯中壢中心　桃園縣中壢市龍昌路7號　03-4365026
台中　賽斯興大讀書會　台中市永南街81號　0932-966251
　　　心能源社區讀書會　台中市北屯區九龍街85號　0911-662345
　　　愛麗絲花園　台中市沙鹿區自由路166-6號　04-26365209
南投　馬冠中診所　南投市復興路84號　049-2202833
台南　賽斯生活花園　台南市安南區慈安路205號　06-2560226
　　　2075 Efharisto　台南市北區北成路20巷1弄28號　06-2816328
高雄　天然園　高雄市林園區林園北路264號　07-6450406
　　　大崗山推廣中心　高雄市阿蓮區崗山村1號　07-6331187
　　　新時代賽斯六合推廣中心　高雄市苓雅區六合路21-1號2F　0972-330563
屏東　賽斯花園　屏東市廣東路120巷2號　08-7213545
　　　秋子壽司　屏東市興豐路68號
花蓮　新時代賽斯花蓮中心　花蓮市中福路118號　03-8311342
台東　欣納的家　台東市廣東路252號　0933-626529
馬來西亞　Reset/賽斯學苑　resetgarden@gmail.com　009-60379608588
　　　馬來西亞心時代協會　inquiry@newage.org.my　009-60175570800
　　　賽斯舞台　mayahoe@live.com.my　009-60137708111
新加坡　LALOLN　elysia.teo@laloln.com　009-6591478972

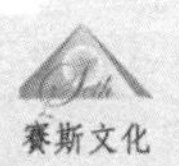

想完整閱讀賽斯文化的書籍嗎？
以上地點有我們全書系出版品喔！

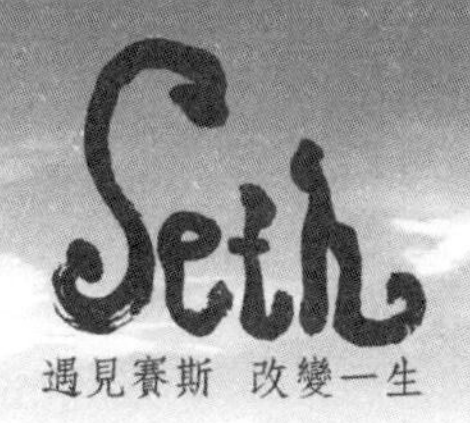

財團法人新時代賽斯教育基金會

www.seth.org.tw

宗旨

基金會以公益社會服務為主，於民國九十七年三月正式成立。本著董事長許添盛醫師多年來推廣身心靈理念：肯定生命、珍惜環境、促進社會邁向心靈普遍開啟與提昇的新時代精神，協助大眾認知心靈力量對於健康的重要性，引導社會大眾提升自癒力，改善生命品質，增益家庭與人際關係，進而創造快樂、有活力的社會。

理念

身心靈的平衡，是創造健康喜悅的關鍵；思想的力量，決定人生的方向。所以基金會推展理念，在健康上強調三大定律，啟發大眾信任身體自我療癒的力量；在教育方面，側重新時代生命教育觀念的建立，激發生命潛力，尊重每個人的獨特性，發現自我價值，創造喜悅健康的人生。更進一步建設賽斯身心靈療癒社區，一個落實人間的心靈故鄉。

服務項目

身心靈整體健康公益講座、賽斯資料課程及讀書會、全球視訊課程連線及電子媒體公益閱聽、個別心靈對話及心靈專線、心靈成長團體及工作坊、癌友/精神疾患與家屬等支持團體、企業團體教育訓練規劃及社會服務

1. 若您願意提供我們實質的贊助，歡迎捐款至基金會：
   捐款帳號：037-09-06756-6　兆豐國際商業銀行——北台中分行
2. 加入「賽斯家族會員」：凡捐款達三千元或以上，即贈「賽斯家族卡」一張，持卡享有課程及出版品…等優惠，歡迎洽詢總分會。

基金會據點

台中總會：台中市北區崇德路一段631號A棟10樓之1 (04)2236-4612
板橋辦事處：新北市板橋區仁化街40之2號8樓 (02)8252-4377
新店辦事處：新北市新店區中央四街80號5樓 (02)2219-7211
三鶯辦事處：新北市鶯歌區文化路214號 (02)2679-1780
嘉義辦事處：嘉義市民權路90號2樓 (05)2754-886
台南辦事處：台南市中西區開山路245號8樓之1 (06)2134-563
高雄辦事處：高雄市左營區明華1路221號4樓 (07)5509-312
屏東辦事處：屏東市廣東路120巷2號 (08)7212-028
宜蘭辦事處：宜蘭市宜中路120號 (03)9325-322
賽斯村：花蓮縣鳳林鎮鳳凰路300號 (03)8764-797

灣身心靈全人健康醫學學會 *Taiwan Society Of Holistic Medicine*

秉持著推廣身心靈三者合一的新時代賽斯思想健康觀念
培訓具身心靈全人健康思維之醫療人員與全人健康管理師
提升國人身心靈整體醫療照護，創造健康富足的新人生

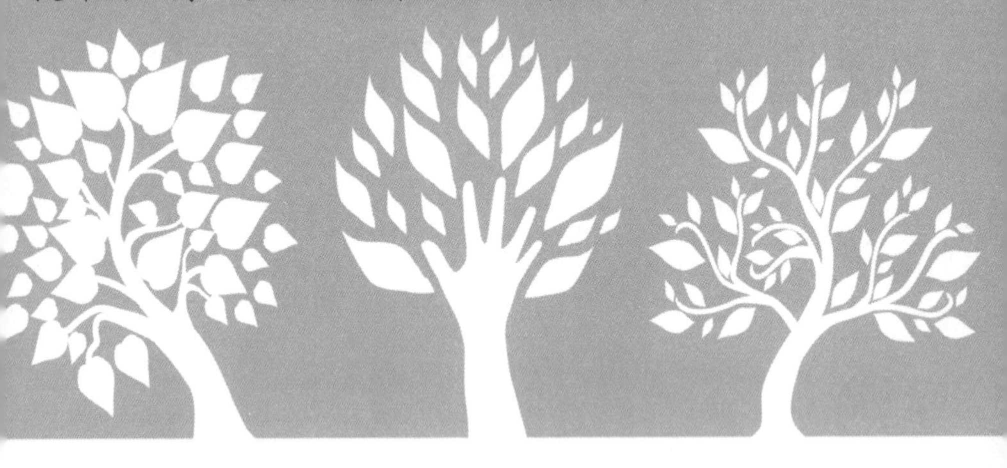

期望您加入TSHM會員給予實質支持

- 個人會員：年滿二十歲以上贊同本會宗旨之醫事人員或相關學術研究人員。
- 團體會員：贊同本會宗旨之公私立醫療機構或團體。
- 贊助會員：贊助本會宗旨之個人或團體。
- 學生會員：大專以上相關科系所之在學學生。

謝您的贊助，讓TSHM推廣得更深更遠
會捐款專戶：
　行：玉山銀行（北新分行）ATM代號：808
　號：0901-940-008053
　名：台灣身心靈全人健康醫學學會

服務電話：(02)2219-7106
上班時間：每週一至週五上午10:00至下午6:00
地　　址：新北市新店區中央四街80號5樓

心情。筆記

Note

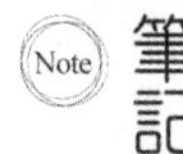

心情。筆記

Note

心情。筆記

Note

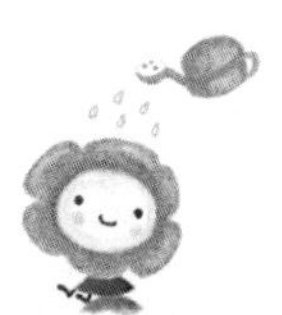

心情。筆記 Note

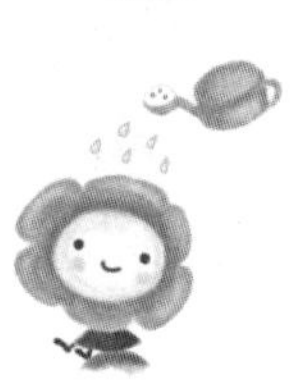

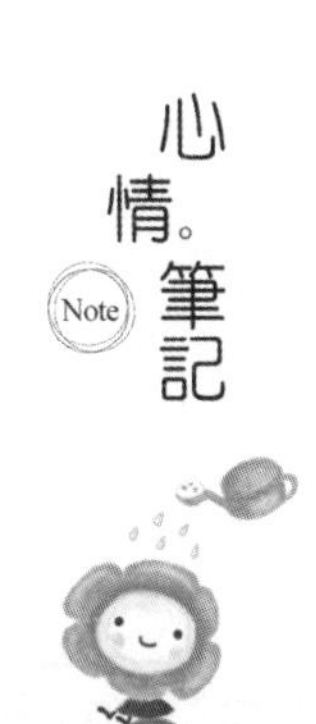
心情。筆記
Note

國家圖書館出版品預行編目(CIP)資料

誰說慢性病不會好？：10大慢性病的身心靈療法
／許添盛口述；毛子林執筆. -- 初版. -- 新
北市：賽斯文化, 2013.07
面； 公分. --（許醫師作品；22）
ISBN 978-986-6436-45-1(平裝)

1.慢性疾病 2.心身醫學

415.2 102011871